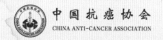

中国抗癌协会
CHINA ANTI-CANCER ASSOCIATION

肺 癌

中国肿瘤整合诊治指南（CACA）

CACA GUIDELINES FOR HOLISTIC INTEGRATIVE MANAGEMENT OF CANCER

2022

丛书主编 ◎ 樊代明

主　编 ◎ 陆　舜　王　俊　王长利　程　颖

U0244962

天津出版传媒集团

天津科学技术出版社

图书在版编目（CIP）数据

中国肿瘤整合诊治指南.肺癌.2022／樊代明丛书
主编；陆舜等主编.－－天津：天津科学技术出版社，
2022.5

ISBN 978-7-5576-9988-8

Ⅰ.①中… Ⅱ.①樊… ②陆… Ⅲ.①肺癌—诊疗—
指南 Ⅳ.①R73-62

中国版本图书馆CIP数据核字(2022)第064625号

中国肿瘤整合诊治指南.肺癌.2022
ZHONGGUO ZHONGLIU ZHENGHE ZHENZHI ZHINAN.
FEIAI.2022

策划编辑：方 艳
责任编辑：李 彬
责任印制：兰 毅

出 版：天津出版传媒集团
　　　　　天津科学技术出版社
地 址：天津市西康路35号
邮 编：300051
电 话：(022)23332390
网 址：www.tjkjcbs.com.cn
发 行：新华书店经销
印 刷：天津中图印刷科技有限公司

开本787×1092 1/32 印张5.375 字数89 000
2022年5月第1版第1次印刷
定价：40.00元

丛书主编

樊代明

主　编

陆　舜　王　俊　王长利　程　颖

编　委（姓氏笔画排序）

尹丽媛　毛伟敏　王　洁　王　艇　邓汉宇

田　龙　艾星浩　仲　佳　刘长民　刘洁薇

刘振坤　刘嘉湘　朱大兴　许　峰　吴一龙

吴　强　宋　勇　张剑雅　张　爽　张　琴

李子明　李和根　李晨光　李　稳　李　潞

杨　帆　杨学宁　邱小明　陈智伟　周　清

周清华　林冬梅　宫友林　唐小军　秦昌龙

袁双虎　黄　麟　傅小龙　董静思　蒲　丹

廖日强　颜黎栩

目录

第一篇 非小细胞肺癌

第一篇 非小细胞肺癌

── 第一章 ──────────

流行病学

1 流行现状及流行趋势

肺癌（Lung Cancer，LC）是全球疾病负担最重的恶性肿瘤之一。全球癌症流行统计数据显示，2020年全球范围内LC估计新发病例约220.7万例，约占所有癌症病例的11.4%，为第2常见恶性肿瘤。2020年全球范围内LC估计死亡179.6万例，约占所有癌症死亡病例的18%，在所有恶性肿瘤死亡顺位中排第1位。LC是全球男性癌症发病和死亡的主要原因，女性LC的发病率仅次于乳腺癌和结直肠癌，死亡率仅次于乳腺癌。男性LC发病率和死亡率均高于女性，大约是女性的2倍。全球LC的流行存在极大的地理分布和人群分布差异，LC在大洋洲、北美、欧洲发病率较高。中南亚部分地区以及非洲大部分地区的发病率相对较低。

2019年全球疾病负担研究，1990—2019年全球 LC 发病率从 21.01/10 万增至 29.21/10 万，增长了 39.02%，全球 LC 死亡率从 19.91/10 万增至 26.40/10 万，增长了 32.60%；去除年龄构成变化的影响，30年 间全球 LC 标化发病率从 28.39/10 万降至 27.66/10 万，标化死亡率从 27.30/10 万降至 25.18/10 万。这可能归功于富有成效的控烟措施以及陆续开展的 LC 早诊早治工作。

中国 LC 疾病负担沉重，全球超过三分之一的 LC 发病和死亡发生在我国。根据国家癌症中心发布的肿瘤登记数据显示，2015年我国预计新发 LC 78.7 万例，发病率为 57.26/10 万，其中男性 52.0 万例，女性 26.7 万例；LC 发病率在中国男性恶性肿瘤中位居第 1 位，在女性中位居第 2 位。LC 死亡 63.1 万例，死亡率为 45.87/10 万，其中男性 43.3 万例，女性 19.7 万例；肺癌在中国男性、女性人群中均为死亡率最高的恶性肿瘤。我国 LC 的发病率和死亡率均为男性高于女性，与国外分布类似。LC 发病率和死亡率均随年龄增长而升高，并在 80—84 岁组达峰值。值得关注的是，中国 LC 自20世纪90年代以来呈现持续上升态势。

LC 是预后较差的恶性肿瘤之一。基于全球 71 个国家肿瘤生存数据显示，目前 LC 5 年生存率仅为 10%~20%。尽管过去几十年中，我国 LC 的诊疗水平取得了长足进步，但目前生存率仍然较低。基于人群肿瘤登记处生存率结果显示，2012—2015年，我国LC 5年生存率仅为19.7%，在所有恶性肿瘤中排名倒数第4位，与10年前相比略有上升。

2 病因与遗传易感性

吸烟是目前公认的肺癌危险因素。大量研究表明，吸烟与肺癌的发生有密切关系。开始吸烟年龄越小、每日吸烟量越大、持续时间越长，引起LC相对危险度越大。吸烟患者LC的风险平均约为不吸烟者的20倍。同时，被动吸烟会增加LC的发病风险。与未暴露于二手烟的非吸烟者相比，暴露于二手烟的非吸烟者患LC的风险增加约20%。

在某些特殊场所中，工作人员会长期接触导致LC发生的一些危险因素，如暴露于石棉、氡、铍、铬、镉、镍、硅、柴油废气、煤烟和煤烟灰等，上述物质均被WHO-IRC机构列为Ⅰ类致癌物；室外空气污染同样归类为Ⅰ类致癌物，微粒物质（PM）是室外空气污染的主要组成部分；室内局部空气污染也是LC发生的危险因素，家庭燃煤是室内空气污染的主要来源之一，煤炭燃烧排放物中的多环芳烃类化合物与LC发生存在因果关系。

国际肺癌研究协会综合17项研究提出，肺气肿、肺炎、肺结核和慢性支气管炎分别使LC发病的风险提高了144%、57%、48%和47%。

LC呈现一定程度的家族聚集性。从以往多项大型肿瘤登记数据分析中发现，具有LC家族史者的患病风险增加约2倍。尤其是一级亲属患有LC者，其患病风险显著增加。同时，LC的易感性存在个体差异，即LC的遗传易感性，在LC发生中具有重要作用，它直接影响烟草及其他致癌物的代谢和解毒、DNA损伤修复、细胞周期调控及其他细胞应答反应。因此，LC易感性的研究已成为近年来肿瘤分子流行病学的热点。

— 第二章 —

早期发现

1 筛查人群

（1）年龄为50~74岁，具有吸烟史（吸烟量20包/年）或已戒烟但戒烟年限低于15年，具有家族史及LC高危因素，推荐行肺癌筛查。

（2）年龄≥75岁者可考虑机会性筛查。

2 筛查技术

（1）首选低剂量CT（LDCT）行LC筛查，不建议用胸部X线检查行LC筛查。

（2）肿瘤标记物、支气管镜、痰细胞学检查、LC抗体等可作为辅助筛查，但不作为常规筛查手段。

3 筛查频率

建议筛查间隔时间为2年。

4　筛查管理

对行筛查患者，应分为基线筛查检出与年度筛查检出分别细化管理。

第三章

肺癌的诊断

1 临床诊断

主要推荐：

（1）罹患 LC 的危险因素。吸烟、环境污染、职业暴露、家族肿瘤疾病史、年龄和既往慢性肺部疾病史等均是罹患 LC 的危险因素。

（2）临床表现诊断。临床表现包括：原发肿瘤表现、远处转移表现、其他表现等。

（3）影像学诊断。

1）LC 诊断中，根据不同检查目的，合理、有效选择一种或多种影像学检查方法。

2）辅助影像学检查包括：X 线胸片、CT、MRI、超声、核素显像、PET-CT 等。主要用于 LC 的诊断、分期、再分期、疗效监测及预后评估等。

（4）组织病理学分型。

1）LC 的组织病理学诊断方法包括多种方式，应根据患者的个体情况，选择一种或多种方式进行组织病理学诊断。

2）LC的组织病理学诊断目的在于明确病变性质、了解病理类型、确定侵袭程度及确定其是原发性还是转移性癌等。

（5）实验室血清学诊断。

1）LC的血清学检查，可作为肺癌诊断、疗效判断的辅助参考指标，肿瘤标志物联合检测可提高其在应用中的灵敏度和特异度。

2）LC血清肿瘤标志物检测有助行辅助诊断和早期鉴别诊断，并预测LC可能的病理类型，动态观察其变化趋势对疗效和预后判断有意义。

（6）LC诊断分期。对LC分期的目的是定义癌症的生长和扩散程度，目前常用的是第8版AJCC/UICC定义的LC分期。

注：

（1）LC的诊断分期目前最常采用的是第8版AJCC/ UICC的分期系统。

（2）LC分期由三部分构成，即代表原发肿瘤范围的T、代表淋巴结侵袭程度的N和代表远处转移的M。由此构成的TNM分期中，整合了有关肿瘤、附近淋巴结和远处器官转移的信息。

表 1-1-1 T 分期定义

（T 分级取决于肿瘤大小、在肺内的位置和扩散程度）

分期	定义
Tx	原发肿瘤无法评价；或痰脱落细胞、支气管灌洗液中找到癌细胞，但影像学检查和支气管镜检查未发现原发肿瘤
T0	没有原发肿瘤的证据
Tis	原位癌，即癌症只限于气道的内层细胞，没有扩散到其他的肺组织
T1	肿瘤最大径≤3cm，支气管镜检查肿瘤侵及叶支气管，未侵及主支气管
T1a	肿瘤最大径≤1cm
T1b	肿瘤最大径>1cm，≤2cm
T1c	肿瘤最大径>2cm，≤3cm
T2	符合任一条件即 T2： 肿瘤最大径>3cm，≤5cm 侵及主支气管，但距隆突>2cm 侵及脏层胸膜 有阻塞性肺炎或部分肺不张，但未累及全肺
T2a	肿瘤最大径>3cm，≤4cm
T2b	肿瘤最大径>4cm，≤5cm
T3	符合任一条件即为 T3： 肿瘤最大径>5cm，≤7cm 侵犯以下任一器官：胸壁（包含肺上沟瘤）、膈神经、心包 侵及主支气管，距隆突<2cm，但尚未累及隆突 全肺的肺不张或阻塞性肺炎 同一肺叶出现单个或多个癌结节
T4	符合任一条件即为 T4： 肿瘤最大径>7cm 侵犯以下任一器官：纵隔、心脏、大血管、气管、食管、喉返神经、椎体、隆突、膈肌 与原发灶不同肺叶出现单个或多个癌结节

表 1-1-2　N 分期定义

（N 分级取决于肿瘤侵犯的淋巴结程度）

分期	定义
Nx	区域淋巴结无法评估
N0	无区域淋巴结转移
N1	同侧支气管周围及（或）同侧肺门淋巴结以及肺内淋巴结转移，包括原发肿瘤直接侵犯
N2	同侧纵隔内及（或）隆突下淋巴结转移
N3	对侧纵隔淋巴结、对侧肺门淋巴结、同侧或对侧斜角肌或锁骨上淋巴结转移

表 1-1-3　M 分期定义

（M 分级取决于肿瘤是否转移到远处组织或者器官）

分期	定义
Mx	远处转移无法判定
M0	未发生远处转移
M1	发生远处转移
M1a	局限于胸腔内，包括胸膜播散（恶性胸腔积液、心包积液或胸膜结节）；对侧肺叶出现单个或多个癌结节
M1b	远处器官单发转移
M1c	多个或单个器官多处转移

表 1-1-4　肺癌 TNM 分期

T/M	亚组	N0	N1	N2	N3
T1	T1a	ⅠA1	ⅡB	ⅢA	ⅢB
	T1b	ⅠA2	ⅡB	ⅢA	ⅢB
	T1c	ⅠA3	ⅡB	ⅢA	ⅢB
T2	T2a	ⅠB	ⅡB	ⅢA	ⅢB
	T2b	ⅡA	ⅡB	ⅢA	ⅢB

T/M	亚组	N0	N1	N2	N3
T3	T3	ⅡB	ⅢA	ⅢB	ⅢC
T4	T4	ⅢA	ⅢA	ⅢB	ⅢC
M1	M1a	ⅣA	ⅣA	ⅣA	ⅣA
	M1b	ⅣA	ⅣA	ⅣA	ⅣA
	M1c	ⅣB	ⅣB	ⅣB	ⅣB

2 病理诊断

主要推荐：

（1）活检和细胞学标本尽可能明确良恶性，恶性肿瘤分为腺癌、鳞癌或神经内分泌癌等；对晚期LC，病理诊断尽可能节省标本以备后续分子病理检测。

（2）手术标本按最新版WHO分类标准行组织学分类；原位腺癌、微小浸润腺癌、大细胞癌、腺鳞癌、类癌和不典型类癌等LC只能在手术标本经充分取材后才可做出诊断；病理诊断内容必须满足临床分期需求；新辅助治疗切除标本应按行业相关病理规范行标本取材及疗效病理评估，包括MPR及pCR指标。

（3）推荐使用免疫组化指标TTF-1、NapsinA、P40和CK5/6鉴别腺癌和鳞癌，标本有限时可用TTF-1和P40两项指标鉴别。神经内分泌瘤相关标记物推荐用CD56、Syno、CgA、Ki-67、CK和TTF-1；常用特染指标包括弹力纤维染色辅助判断胸膜受累，黏液卡红和 AB/PAS 染色判断黏液成分。

3　分子病理

主要推荐：

（1）可手术Ⅰb~Ⅲ期 LC 分子检测。术后非鳞癌 LC 常规行 EGFR 突变检测，指导辅助靶向治疗。浸润性腺癌术后存在复发或转移风险，分子分型有助于直接指导复发或转移后肿瘤治疗方案选择。

（2）不可手术Ⅲ期及Ⅳ期 LC 分子检测。

1）病理学诊断时尽量预留足够组织标本进行分子检测，根据分子分型指导治疗。

2）用非鳞癌组织标本常规进行 EGFR 突变、ALK 融合、ROS1 融合、RET 融合以及 MET 14 外显子跳跃突变检测。

3）当无法获取肿瘤标本或标本量少、不能行基因检测时，可用外周血肿瘤 DNA（ctDNA）行 EGFR 突变检测。

4）EGFR TKIs 耐药者，建议再次活检行 EGFR T790M 检测。不能获取肿瘤组织标本患者，建议行 ctDNA EGFR T790M 检测。

5）采用免疫组化法检测组织标本 PD-L1 表达。

6）其他驱动基因包括 BRAF V600E 突变、KRAS 突变、ERBB2（HER2）扩增/突变、MET 扩增以及

NTRK融合等基因变异可在肿瘤组织中行常规驱动基因检测时一并检测。若组织标本不可及，可利用ctD-NA进行检测（存在争议但推荐）。

7）采用NGS技术检测肿瘤突变负荷（TMB）（存在争议但推荐）。

8）对首诊/首次基因检测的晚期LC，推荐使用多重PCR或小panel NGS进行一次性多基因检测，可提供多种基因变异信息，不推荐使用大panel高通量基因检测。对复发、进展和耐药病例，根据检测目的、临床需求、标本类型等选择恰当的检测项目及方法。

注：

（1）EGFR突变检测应涵盖EGFR 18、19、20、21外显子。最常见的EGFR突变为外显子19缺失突变（19 DEL）和外显子21点突变（21 L858R），均为EGFR-TKI的敏感性突变，18外显子G719X、20外显子S768I和21外显子L861Q突变亦均为敏感性突变，20外显子的T790M突变与第一、第二代EGFR-TKI获得性耐药有关。利用组织标本进行EGFR突变检测是首选策略。EGFR突变检测方法包括：ARMS、Super ARMS、cobas、微滴式数字PCR（ddPCR）、一代测序和NGS方法等。其中ARMS、Super ARMS、一代测序和NGS方法有获得NMPA注册证的用于肿瘤组织EGFR基因突变检测的试剂盒。

（2）ALK融合阳性的发生率为3%~7%，东西方人群发生率无显著差异。中国人群腺癌ALK融合阳性率为5.1%。而EGFR和KRAS均为野生型的患者中，ALK融合基因的阳性率高达30%~42%。有研究表明，年龄是ALK阳性LC一项显著的独立预测因子，基于我国人群的研究发现，在年龄小于51岁的年轻患者中，ALK融合阳性发生率高达18.5%；也有研究发现，在年龄小于40岁的年轻患者中，ALK融合发生率近20%。ALK融合基因/蛋白检测方法包括：IHC、荧光原为杂交（FISH）、qRT-PCR和NGS方法。其中Ventana-D5F3 IHC、qRT-PCR和NGS方法获得NMPA注册证用于肿瘤组织ALK融合检测的试剂盒。

（3）ROS1融合阳性的发生率为1%~2%。ROS1融合是另一种特定分子亚型。已有多个研究表明晚期ROS1融合的ROS1-TKI治疗有效。IHC检测ROS1蛋白表达用于初筛ROS1融合，阳性病例需经其他技术平台进行验证。ROS1融合基因检测方法包括：FISH、qRT-PCR和NGS方法。其中qRT-PCR和NGS法获NMPA注册证用于肿瘤组织ROS1融合基因检测的试剂盒。

（4）RET融合阳性LC的发生率为1%~4%。普拉替尼已于2021年3月24日获得NMPA批准用于既往接受过铂类治疗RET融合阳性局部晚期或转移性LC成年患者治疗。目前尚无NMPA注册的RET融合基因检测伴随诊断试剂盒。可采用经过实验室性能确认的qRT-PCR技术、NGS技术或FISH方法进行检测。

（5）MET 14号外显子跳跃突变是一种独立的致癌驱动基因。已有多项研究表明MET抑制剂如国外获批的tepotinib和capmatinib对晚期MET 14号外显子跳跃突变阳性有效，国产MET抑制剂赛沃替尼也已获得NMPA批准。MET 14号外显子跳跃突变的检测方法包括：qRT-PCR、RNA-Based NGS及DNA-Based NGS方法。

（6）免疫检查点抑制剂（PD-1单抗或PD-L1单抗）已经证实可用于治疗驱动基因阴性局部晚期或转移性LC。目前针对晚期驱动基因阴性患者，中国已有多个PD-1/PD-L1抑制剂获批适用于一线、二线或以上治疗。PD-L1表达与免疫检查点抑制剂疗效呈正相关，PD-L1表达采用免疫组化法检测，详细检测内容推荐请参考《非小细胞肺癌PD-L1免疫组织化学检测规范中国专家共识》。不同的免疫检查点抑制剂对应不同的PD-L1免疫组化抗体和检测平台。PD-L1 IHC 22C3 pharmDx和22C3抗体试剂（即浓缩液）已获NMPA批准作为伴随诊断指导晚期LC患者一线接受帕博利珠单抗单药或联合治疗。PD-L1 28-8 pharmDx检测结果作为补充诊断为晚期LC患者接受纳武利尤单抗作为二线或以上治疗提供信息。尽管多项研究结果表明，22C3、28-8和SP263一致性较高，目前尚缺乏足够的前瞻性临床研究证据支持抗体间检测结果互用的可行性。推荐使用药物对应的抗体试剂和检测平台进行PD-L1检测。如果使用其他抗体试剂或平台进行检测，则需经过实验室性能确认，并在报告中予以注明。

（7）肿瘤突变负荷（TMB）可能预测免疫检查点抑制剂疗效。利用NGS多基因组合估测TMB是临床可行的方法。在组织标本不足时，利用NGS检测ctDNA进行TMB估测是潜在可行的技术手段。然而，目前还没有TMB通用标准值和检测流程。部分临床研究和实践已在使用的生物标志物，涉及二代测序Panel设计和算法，以及肿瘤人群数据的划分，相对复杂，国际上暂无指南共识，仅有个别国外检测方法获批，国内目前尚无NMPA注册试剂盒，因此还需要更多的临床试验及真实数据的验证。

— 第四章 ——————————

LC 的治疗

1 LC 的外科治疗

1.1 Ⅰ-Ⅲ期 LC 的手术治疗

主要推荐

（1）对所有无手术禁忌证的临床 Ⅰ-Ⅱ 期 LC，手术切除作为首选治疗方法。

（2）对临床 Ⅰ-Ⅱ 期 LC，无论出于何种原因，患者考虑非手术疗法（如经皮消融或 SBRT），也建议由包括胸外科医师的多学科整合诊治团队（MDT to HIM）对其进行评估。

（3）对临床 Ⅰ-Ⅱ 期 LC，目前标准的切除范围仍为解剖性肺叶切除。亚肺叶切除术（肺段切除和楔形切除术）仅适于 T1a-b 和不能耐受肺叶切除的部分高危 T1c 及以上分期患者。

（4）对中央型 LC 患者，在保证 R0 切除前提下，袖式切除术优于全肺切除术。

（5）对临床 Ⅰ-Ⅱ 期 LC，行解剖性切除同时行系统纵隔淋巴结取样或清扫以进行准确的病理分期。

（6）对临床Ⅰ-Ⅱ期LC，在进行解剖学肺切除时，与开胸手术相比，微创手术（包括胸腔镜和机器人手术）实现相同范围切除同时，降低了术后并发症和死亡率，提高生活质量，因此成为更优选择。

（7）对因肿瘤巨大（>7cm）或侵犯纵隔、隆突和主气管的可切除T4N0M0肿瘤，推荐首先行手术切除，术后根据切缘及淋巴结转移进行相应辅助治疗。

（8）对术前检查评估确定N2阳性的T1-3肿瘤，建议先行新辅助治疗，治疗后无进展的推荐手术切除。

注：

（1）Ⅰ-Ⅱ期LC手术治疗原则。

对于所有无手术禁忌证的Ⅰ期和Ⅱ期LC患者，外科手术切除是的首选治疗。即使出于某种原因，患者考虑采用非手术疗法（如经皮消融或SBRT），也建议由包括胸外科医师的多学科团队对其进行评估。手术切除范围，目前标准仍为解剖性肺叶切除。对于中央型肺癌患者，在保证R0切除前提下，袖式切除术优于全肺切除术。

亚肺叶切除术（肺段切除和楔形切除术）仅适用于T1a-b患者和不能耐受肺叶切除的部分高危T1c及以上分期患者。行亚肺叶切除术时，在肺功能允许的情况下，建议对于<2cm的病变，切缘距离大于最大肿瘤直径；对于大于2cm的肿瘤，应保证至少2cm的切缘距离，以最大程度地减少局部复发的可能性。

对于临床Ⅰ期和Ⅱ期，行解剖性切除同时行系统的纵隔淋巴结取样或清扫以进行准确的病理分期，建议遵照ⅠASLC的原则，至少是采样/清扫6站淋巴结，其中3站必须是纵隔淋巴结（须包括隆突下淋巴结）。

对于临床Ⅰ期和Ⅱ期，在进行解剖学肺切除时，与开胸手术相比，微创手术（包括胸腔镜和机器人手术）在实现相同切除范围同时，降低术后并发症率和死亡率，提高患者术后生活质量，因此成为更优的选择，并建议在经验丰富的中心进行。

对于侵犯胸壁、膈神经和心包的T3N0-1的肿瘤，首先建议手术切除，术后根据切缘及淋巴结转移情况进行相应辅助治疗。

（2）Ⅲ期LC手术治疗原则。

Ⅲ期是一个存在很强异质性的群体，其中第8版分期的ⅢA期包含T4N0M0、T3-4N1M0以及T1-2N2M0患者，均为外科治疗的潜在人群；原第7版归于ⅢA期而8版定义为ⅢB期的T3N2M0，也普遍认为是潜在可手术患者，其手术适应证的选择不应跟随第8版分期的变化而改变。

对于因肿瘤巨大（>7cm）或者侵犯纵隔、隆突和主气管的可切除T4N0M0肿瘤，推荐外科手术切除，术后根据切缘及淋巴结转移情况进行相应辅助治疗。也可以考虑先行新辅助治疗后再手术切除。

对于术前检查评估确定N2阳性的T1-3肿瘤，建议先行新辅助治疗，治疗后影像学无进展的患者推荐手术切除。虽然此类患者中以手术或放疗作为局部控制手段的随机对照研究未显示一种治疗方式带来总生存优势，但包含手术在内的综合治疗在各国诊疗指南中都是T1-3N2N0患者的选择之一。

肺上沟瘤为比较特殊的肿瘤，无论T3还是可切除的T4肿瘤，现有证据建议先行新辅助同步放化疗再行手术，以增加R0切除率及远期生存。

详述：

（1）T1a-b肿瘤的切除范围问题（肺叶切除对比亚肺叶切除）。

发表于1995年的肺癌研究小组（LCSG）821研究，仍是迄今已发表的肺叶切除对比亚肺叶切除（肺段切除或楔形切除）唯一的随机对照研究。此研究观察到的在不大于3cm的LC中亚肺叶切除局部复发率明显升高，且总生存有降低趋势，使得肺叶切除术仍是目前Ⅰ-Ⅱ期肺癌的标准切除范围。但该研究的结论应在20多年来分期细化、病理亚型推出、体检普及带来小肺癌的增加，以及分期和微创手术技术长足发展的背景下重新审视，该结论是否适用于一些特殊类型或者更小（第8版T1a-b）的LC尚无定论。

特殊类型LC主要指近年检出明显增多的、影像学呈亚实性的肺癌。此类型肺癌的研究主要是根据前瞻性多中心单臂临床研究JCOG0804。此研究对于不超过2 cm、磨玻璃成分为主（CTR≤0.25）的周围型肺结节，在保证足够切缘的情况下（至少5mm）进行亚肺叶切除，5年的无复发生存（RFS）接近100%，且并发症率低、肺功能影响小，建议作为首选手术方式。但该研究要求术中必须确认无胸膜播散、非浸润性肺腺癌、无肉眼或镜下的淋巴结转移。值得注意的是，该研究中楔形切除占80%以上，研究并不要求楔形切除术必须做淋巴结活检，除非遇到明显异常的淋巴结。可见对于周围型、磨玻璃成分为主的小的非浸润腺癌，楔形切除在保证切缘的前提下一样可以达到近100%的5年无复发生存。

小直径LC的亚肺叶切除数据来自2021年美国胸心外科年会（AATS）公布的Ⅲ期前瞻性临床研究JCOG0802。此研究对比了直径不超过2cm，CTR≥0.5的LC的肺叶切除对比肺段切除疗效。经过超过7年的随访，肺段切除组虽然局部复发的比例稍高，但总生存优于肺叶切除组，且肺功能保留方面，肺段组优于肺叶切除组。此研究详细资料截至本指南定稿仍未发表。

（2）淋巴结采样与淋巴结清扫的比较。

肺癌手术的淋巴结处理方式分为选择性活检或取样（仅涉及选定的可疑的或代表性淋巴结）、系统取样（对每个标准的淋巴结站进行探查和活检）和正式的纵隔淋巴结清扫术（MLND）。国际上各指南都推荐ⅠASLC的规定：系统采样最少要包括6站淋巴结，其中3站必须是纵隔淋巴结（包括隆突下淋巴结）。AC-SOG Z0030研究表明，与系统性淋巴结采样相比，MLND对于术前已经进行纵隔和肺门淋巴结取样证实的Ⅰ期（pN0）患者，没有增加生存获益。

既往几项随机对照研究和回顾性研究也未证实对于Ⅰ期/Ⅱ期LC人群纵隔淋巴结清扫的生存获益，包括传统意义上的系统性MLND和改良的"选择性"MLND（淋巴结清扫程度受癌症表现影响）。

（3）ⅢA（N2）的手术适应证。

几项Ⅲ期随机对照研究对比了此类患者中包含手术和不含手术的治疗策略，包括新辅助化疗+手术对比新辅助化疗+放疗（EORTC08941、RTOG89-01研究）以及新辅助同步放化疗+手术对比根治性同步放化疗（INTERGROUP0139、ESPATUE研究），均未显示某一种策略具有更好的总生存。由于从今天的学科发展和视角评价，部分研究的入组标准、具体治疗方案和治疗相关并发症存在一些争议，病理学确认 N2 的患者中手术的地位仍有争议。建议由包括胸外科肺癌专业医生的多学科诊疗体系中，综合评估治疗风险、团队经验及患者选择等。

由于纵隔淋巴结转移既是手术/放疗的"分水岭"，也是局部进展到远处转移等中间状态，严格的影像学分期和有创分期是必要的。所有计划进行根治性手术切除的Ⅲ期 LC 患者，在开始治疗前均应进行 PET 或 PET-CT 检查以及头颅增强 MRI 用于初始分期评估。次之，则以胸腹部增强 CT 和全身骨显像代替。对于纵隔淋巴结有创分期，EBUS/EUS 已能基本代替纵隔镜。在术中发现隐匿性 N2 阳性的患者应该按照既定方案行肺切除，并行正规纵隔淋巴结清扫。

新的治疗手段和策略，包括靶向治疗和免疫治疗，有望改变Ⅲ期可手术 LC 的治疗困境，甚至改写早期 LC 的手术策略；截至本指南成稿，仍未有成熟的Ⅲ期随机对照研究生存数据，但未来可期。

1.2 Ⅰ-Ⅲ期新辅助

主要推荐：

（1）临床单站 N2 纵隔淋巴结非巨块型转移（淋巴结<3cm），预期可完全切除，可行手术切除+辅助化疗或新辅助化疗+手术。

（2）临床多站 N2 纵隔淋巴结转移，预期可能完全切除，可行根治性同步放化疗或新辅助化疗±放疗+手术。

（3）T3-4N1、T4N0非肺上沟瘤（侵犯胸壁、主支气管或纵隔），可行新辅助化疗±放疗+手术或手术+辅助化疗。

（4）T3-4N1肺上沟瘤，行新辅助放化疗+手术。

（5）ⅢA期可切除，如有EGFR基因敏感突变，可行EGFR-TKI新辅助靶向治疗。

（6）Ⅱ-ⅢB期可切除，EGFR/ALK阴性，符合新辅助治疗指征，建议新辅助免疫治疗临床试验。

（7）临界可切除的局部晚期LC，应用诱导化疗、免疫治疗及靶向治疗等多种治疗手段后，再分期、重新评估手术可能性。

注：

对部分ⅢA-ⅢB期LC，新辅助化疗可达到减少手术难度且提高R0切除率的目的。根据ⅠASLC/UICC第8版分期，ⅢA期包括T3N1、T4N0-1以及T1-2bN2。ⅢB期除了不可行手术治疗的N3，T3-4N2也可经过新辅助治疗后获得根治性手术机会。传统LC的新辅助治疗手段包括诱导化疗、同步及序贯放化疗。研究结果提示诱导化疗后进行手术切除使5年生存率提高了5%，但多项新辅助放疗的临床试验并未发现显著生存改善。近年来随着免疫和靶向治疗在晚期LC中获得突破，这些治疗方案也逐渐应用到辅助治疗乃至新辅助治疗领域，初步结果令人鼓舞。大多数将免疫治疗应用到 LC 新辅助治疗的临床研究将主要病理缓解（MPR）作为主要研究终点，因为既往在新辅助化疗研究中发现 MPR 显著改善 PFS 和 OS 指标，而免疫治疗尤其是免疫联合化疗取得了显著高于单纯化疗的 MPR 和完全病理缓解（pCR）。对 EGFR 敏感突变阳性的 ⅢA 期 LC，研究提示厄洛替尼比 GC 方案新辅助治疗提高了 R0 切除率和淋巴结降期率，显著延长了 PFS。因此，针对局部晚期 LC 传统的治疗手段获益有限，而新辅助免疫治疗、免疫联合化疗以及 EGFR-TKI 靶向治疗取得了一系列新进展，获得了显著提高的 MPR（免疫治疗）以及 PFS（EGFR-TKI），但目前尚未获得成熟的 OS 数据。

新辅助免疫治疗后应由专业的病理医生评估病理学缓解情况，包括 MPR 和 pCR。主要病理学缓解定义为新辅助治疗诱导的肿瘤退缩且少于 10% 的活性肿瘤组织残留；完全病理学缓解定义为无活性肿瘤组织残留的新辅助治疗诱导的肿瘤缓解。目前，美国病理学会仍推荐 MPR 作为肺癌新辅助免疫治疗的临床研究终点。来自多个临床试验的证据显示，免疫单药新辅助治疗的 MPR 为 19%~45%，免疫联合化疗新辅助治疗的 MPR 为 33%~83%，新辅助 EGFR-TKI 治疗

MPR 为 9.7%。

因为新辅助治疗前活检取材有限，术后病理标本常规行组织学诊断时，对活检标本 EGFR 阴性建议再次行 EGFR 基因突变检测，如有必要对活检标本驱动突变阴性且含有腺癌成分的患者可行 ALK、ROS1、BRAF、MET、HER2、RET 等 KRAS 等基因检测。

（1）新辅助化疗及放化疗。

对部分ⅢA/N2 期 LC，传统的新辅助联合治疗模式包括诱导化疗后手术、诱导同步放化疗后手术及诱导序贯放化疗后手术。Meta 分析协作组 2014 年发表于 Lancet 的 Meta 分析纳入 15 项随机对照试验（2385 例），研究的入组时间为 1985—2007 年。临床分期以ⅠB、ⅡB 和ⅢA 期为主。该研究提示：ⅠB-ⅢA 期新辅助化疗组显著生存获益（HR：0.87，95% CI：0.78~0.96，P=0.007）。5 年生存率提高 5%（40%~45%），降低了 13% 的死亡风险。EORTC08941 研究入组 579 例ⅢA 期患者，在接受 3 个周期诱导化疗后达到 CR/PR 的 322 例被随机分配进入手术切除或放疗。结果显示，两组的 OS（16.4 个月对比 17.5 个月，P=0.596）和 PFS（9.0 个月对比 11.3 个月，P=0.605）均无统计学差异。INT 0139 研究入组 429 例ⅢA 期 LC，所有患者接受 EP 方案的同步放化疗（45Gy/25 次）后，随机分配进入手术组或根治性放疗组，两组后续都进行 2 个周期的巩固化疗。结果显示两组的 OS 相仿（23.6 个月对比 22.2 个月，P=0.24）；手术组具有一定的 PFS 优势（12.8 个月对比 10.5 个月，P=0.017）；亚组分析显示新辅助同步放化疗后接受肺叶切除的患者相对全肺切除患者具有一定的 OS 优势（33.6 个月对比 21.7 个月，P=0.002）。GLCCG 研究入组 558 例ⅢA 和ⅢB 期（ⅢB 其中超过 40% 为 T4N1 病变，实际为目前的ⅢA 期）LC，患者被随机分配到新辅助化疗+手术+放疗和新辅助化疗+同步放化疗+手术两个治疗组。结果显示，两组的 PFS（9.5 个月对比 10.0 个月，P=0.87）和 OS（15.7 个月对比 17.6 个月，P=0.97）未见区别。

（2）新辅助免疫治疗。

目前多项免疫检查点抑制剂单药（PD-1 单抗或 PD-L1 单抗）、双免疫联合（PD-1 单抗联合 CTL-4 单抗）或免疫联合化疗的临床研究公布了初步结果，另有多项大型前瞻性随机对照研究正在进行。Check-Mate-159 研究针对Ⅰ-ⅢA 期可手术的 LC，以纳武利尤单抗作为新辅助治疗，MPR 为 42.9%，尚未达到中位无复发生存期（RFS）和总生存期。LCMC3 研究旨在评估阿替利珠单抗（PD-L1 单抗）用于ⅠB-ⅢA 期 LC 新辅助治疗的疗效与安全性。MPR 率为 18%，4 例达到 pCR，12 个月 DFS 率为 89%。NADIM 研究针对可切除的ⅢA（N2）期 LC，给予化疗联合纳武利尤单抗新辅助治疗，术后纳武利尤单抗辅助治疗1年。pCR率为71.4%，MPR率为85.36%，降期率为93%，18个月PFS和OS分别达到了81%和91%。JCSE01.10研究针对可切除的ⅠA-ⅢB NSCLC，给予信迪利单抗作为新辅助治疗，pCR率为16.2%，MPR率为40.5%。NEOSTAR研究针对Ⅰ-ⅢA期的可切除LC，随机接受纳武利尤单抗或纳武利尤单抗+伊匹木单抗作为新辅助治疗，总人群MPR+pCR单药组为17%，联合组为33%。SAKK 16/14研究为一项多中心单臂Ⅱ期试验，在新辅助化疗基础上序贯度伐利尤单抗（PD-L1单抗）治疗ⅢA（N2）期LC，初步结果提示pCR率为18.2%，MPR率为60.0%。CheckMate-816研究是唯一公布初步结果的Ⅲ期对照试验，化疗联合免疫组和化疗组MPR分别为36.9%和8.9%，pCR分别为24%和2.2%，该研究达到了主要的研究终点，生存数据有待随访。

另有多项大型随机对照临床试验正在进行中，对比免疫联合化疗和传统化疗作为新辅助治疗的治疗模式，例如KEYNOTE-671、RATIONALE 315、IMpower 030等。初步研究结果显示PD-1单抗或PD-L1单抗为基础的新辅助治疗具有较好应用前景，获得了比传统新辅助化疗更高的MPR和pCR率，但尚需生存数据的公布进一步证实远期疗效。

（3）新辅助小分子靶向治疗。

对于驱动突变基因阳性 LC 进行新辅助治疗的临床研究有限。CTONG1103 研究是一项中国的多中心、开放标签、随机对照 II 期研究。对 EGFR 敏感突变阳性的 III A-N2 期 LC 使用厄洛替尼对比 GP 方案作为新辅助治疗。共 72 例患者接受治疗，厄洛替尼和 GP 方案的 ORR 分别为 54.1% 和 34.3%（P=0.092），MPR 分别为 9.7% 和 0，R0 切除和淋巴结降期的比例分别为 73% 和 10.8% 以及 63% 和 2.9%。厄洛替尼比化疗组延长了 PFS（21.5 个月对比 11.4 个月，P<0.001）。

1.3　I－III B 期 LC 完全肿瘤切除术后辅助治疗

主要推荐：

（1）EGFR 突变阳性的 I－III B 期 LC 完全肿瘤切除术后辅助治疗。

1）EGFR 突变阳性的 I A 期 LC 完全肿瘤切除术后定期随访，不推荐进行辅助化疗或辅助靶向治疗。

2）EGFR 突变阳性的 I B 期 LC 完全肿瘤切除术后，可考虑应用奥希替尼辅助治疗。

3）EGFR 突变阳性的 II A、II B 期 LC 完全肿瘤切除术后推荐 EGFR-TKI（奥希替尼、吉非替尼或埃克替尼）辅助治疗。

4）EGFR 突变阳性的 III A、III B 期 LC 患者，完全肿瘤切除术后推荐 EGFR-TKI（奥希替尼、吉非替尼、埃克替尼或厄洛替尼）辅助治疗，且优先推荐奥希替尼辅助治疗。

（2）EGFR突变阴性的Ⅰ-ⅢB期LC完全肿瘤切除术后辅助治疗。

1）EGFR突变阴性的ⅠA期LC完全肿瘤切除术后定期随访，不推荐进行辅助化疗。

2）EGFR突变阴性的ⅠB期LC完全肿瘤切除术后一般不推荐辅助化疗，对于其中存在高危因素，推荐进行多学科整合讨论（MDT to HIM），结合评估意见及患者意愿，可考虑术后辅助化疗（存在分歧但推荐）。

3）EGFR突变阴性的Ⅱ-ⅢB期LC，完全肿瘤切除术后推荐辅助化疗。

注：

（1）辅助化疗的原则。

辅助化疗是目前应用最广泛的辅助治疗方式。鉴于化疗药物的副作用较大，而辅助化疗能带来相对有限的生存获益（5年生存率提高约5%），LC患者完全肿瘤切除术后进行辅助化疗前需评估分期、体能状态、个人意愿、生活质量，并充分评估各脏器功能，包括肺功能、心功能、肝肾功能等，综合评估辅助化疗的获益和风险。体力状态较差（ECOG >2 或 KPS < 60）、严重肝肾功能异常（实验室指标超过正常值2

倍）、存在严重合并症或并发症、活动性感染、持续性发热、严重出血倾向、造血功能异常（血红蛋白<80 g/L，中性粒细胞<$1.5×10^9$/L，血小板<$100×10^9$/L），不宜采用辅助化疗。

辅助化疗的方案推荐以顺铂为基础的双药方案，其联合药物包括长春瑞滨、吉西他滨、多西他赛、紫杉醇、培美曲塞（仅用于非鳞癌）和依托泊苷，对于无法耐受顺铂者，可用卡铂为基础的双药方案。待术后体能状况基本恢复正常，可开始辅助化疗，一般在术后 4~6 周开始，建议最晚不超过术后 3 个月。术后辅助化疗常规推荐 4 周期，更多化疗周期不会增加获益，反而增加毒副作用。

（2）辅助靶向治疗的原则。

近年来陆续有研究发现针对 EGFR 突变的靶向治疗在早中期 LC 完全肿瘤切除术后辅助治疗中同样具有重要作用。

在已知的多种 LC 驱动基因突变中，EGFR 突变是最主要的突变类型。有研究显示亚裔早中期 LC 中 EGFR 突变阳性率与晚期相似，均在 50% 左右，其中常见的 EGFR 敏感突变包括外显子 19 缺失（19DEL）和外显子 21 L858R 点突变，在所有 EGFR 突变中约占 90%。与野生型和其他突变型 LC 相比，EGFR 突变型 LC 的肿瘤细胞往往具有独特的生物学特性和药物敏感性，因此针对此类患者制定特定的诊断和治疗策略十分必要。从 ADAURA、ADJUVANT、EVIDENCE 和 EVAN 等随机对照临床试验的结果看，EGFR-TKI（吉非替尼、埃克替尼、厄洛替尼，特别是奥希替尼）辅助治疗可延长 EGFR 突变阳性早中期 LC 的 DFS，且奥希替尼能显著降低脑转移风险，可作为Ⅱ-ⅢA 期 EGFR 突变阳性 LC 术后标准辅助治疗方案。在使用 EGFR-TKI 进行辅助治疗时，既可单药，亦可采取辅助化疗序贯 TKI 的治疗模式。临床医生可根据患者风险、体能状况和个人意愿选择最合适的辅助靶向治疗模式。

根据术后体能恢复情况决定启动 EGFR-TKI 辅助治疗时间，最晚不超过术后 10 周。对接受过辅助化疗的 EGFR 突变阳性者，可继续接受三代 TKI 奥希替尼辅助治疗，通常不晚于术后 26 周开始。术后 EGFR-TKI 辅助治疗应持续至少 2 年。

（3）其他辅助治疗。

对术后辅助放疗，鉴于 1998 年 Meta 分析显示术后辅助放疗对 N0 和 N1 的 LC 存在降低生存率作用，而对 N2 无明显获益，2005 和 2013 年发表的数据得到类似结果，因此对Ⅰ-ⅢB 期 N0 和 N1 的 LC 常规不推荐术后辅助放疗。而对 N2 LC 术后辅助放疗，尽管多项回顾性分析发现 N2 术后辅助放疗能降低死亡率，但其获益程度较小。2020 年Ⅲ期随机临床研究 Lung ART 显示对于完全切除的N2患者，辅助放疗并不能显著改善术后复发率和生存率，但会显著增加心脏毒性。因此，目前对Ⅰ-ⅢB期LC完全肿瘤切除术后，均不推荐辅助放疗。

越来越多研究发现免疫检查点抑制剂在新辅助和辅助治疗中可能具有一定作用，但仍缺乏足够依据证明用ICIs行辅助治疗能改善完全肿瘤切除术后的预后，因此目前对EGFR突变阴性的LC，如新辅助用ICIs治疗且有效，建议MDTto HIM讨论决定辅助治疗方案。

详述：

（1）EGFR突变阳性的Ⅰ-ⅢB期LC完全肿瘤切除术后辅助治疗。

鉴于目前大部分关于EGFR-TKI作为辅助靶向治疗的研究并未纳入ⅠA期LC，且既往研究发现辅助化疗在ⅠA期中并无获益，因此目前并无充分依据支持在ⅠA期EGFR突变阳性中使用辅助化疗或辅助靶向治疗。

全球多中心Ⅲ期研究ADAURA纳入ⅠB-ⅢA期完全肿瘤切除术后的LC（基于医生判断患者既往用/不用辅助化疗），研究显示对EGFR突变阳性ⅠB期（相当于第8版分期中的ⅠB期和部分ⅡA患者），完全肿瘤切除术后使用奥希替尼辅助治疗3年可降低疾病复发或死亡风险61%，对此类患者可考虑术后奥希替尼辅助治疗。

对EGFR突变阳性的Ⅱ-ⅢB期LC，ADAURA临床研究显示此类患者术后使用奥希替尼辅助治疗3年可降低疾病复发或死亡风险83%~88%，且能显著降低局部及远处复发风险。ADJUVANT临床研究显示EGFR突变阳性Ⅱ-ⅢA期LC术后使用吉非替尼治疗2年，能降低疾病复发或死亡风险44%，且中位OS长达75.5个月。EVIDENCE研究显示埃克替尼辅助治疗2年能降低Ⅱ-ⅢA期LC疾病复发或死亡风险64%；EVEN研究为Ⅱ期研究，入组ⅢA期LC，厄洛替尼辅助治疗2年能降低疾病复发或死亡风险73%。因此，对EGFR突变阳性Ⅱ-ⅢB期LC，完全肿瘤切除术后推荐EG-FR-TKI（奥希替尼，吉非替尼或埃克替尼）辅助治疗。需要注意，Ⅲ期LC有较高脑转移风险，而奥希替尼辅助治疗能降低脑转移或死亡风险82%，对Ⅲ期患者优先推荐奥希替尼辅助治疗。

（2）EGFR突变阴性的Ⅰ-ⅢB期LC完全肿瘤切除术后辅助治疗。

2008年LC顺铂辅助协作组（LACECG）对Ⅰ ALT、JB10、ANITA、ALPI和BLT等5项大型含铂（卡铂或顺铂，不包含奈达铂、乐铂、奥沙利铂）化疗方案随机研究进行了Meta分析，结果显示ⅠA期LC辅助化疗组与观察组比较，在总体生存上并不能获益，HR 为 1.40。故而，对 EGFR 突变阴性的ⅠA 期 LC，不推荐辅助化疗。

对 EGFR 突变阴性的ⅠB 期 LC，CALGB9633、JBR10 等随机对照临床试验和 LACECG 的 Meta 分析发现，ⅠB 期 LC 术后化疗并无明显生存获益，因此该类患者不常规推荐辅助化疗。但在 CALGB9633 试验以及 2013 年回顾性研究显示部分ⅠB 期 LC 可从术后辅助化疗中获益。因此，存在高危因素的患者，推荐进行 MDTtoHIM，再结合评估结果和患者意愿考虑术后辅助化疗。

另一方面，CALGB9633 临床试验显示，对肿瘤超过 4 cm 的 N0 患者，术后化疗仍能降低 31% 死亡风险，且在该研究随访时间由 74 个月进一步延长至 9.3 年时，其死亡风险仍能下降 23%（尽管无统计学差异），而在 JBR10 研究ⅡA 期 LC 术后辅助化疗可降低死亡风险 34%（中位随访 9.3 年，无统计学差异），因此对 EGFR 突变阴性的ⅡA 期 LC 完全肿瘤切除术后，目前仍推荐术后辅助化疗。

对ⅡB-ⅢB 期 LC，2008 年 LACECG 的 Meta 分析显示，ⅡB-Ⅲ期 LC 术后化疗死亡风险可下降 17%，该研究组在 2010 年的亚组分析同样显示术后长春瑞滨＋顺铂方案化疗的Ⅲ期 LC 5 年生存率提高 14.7%。而在 2010 年一项纳入 26 项临床研究的 Meta 分析显示，对

Ⅱ-Ⅲ期LC术后化疗可升高5%的5年生存率，且在2010年JBR10临床研究中也发现Ⅱ期LC术后化疗可降低32%死亡风险。因此，对于ⅡB-ⅢB期EGFR突变阴性的LC，完全肿瘤切除术后推荐常规辅助化疗。

1.4　LC"寡转移"的外科治疗

主要推荐：

（1）LC脑寡转移的外科治疗。

1）肺原发为可切除LC，同时性LC脑寡转移为孤立性转移者。

2）肺原发为可切除LC，同时性脑寡转移为巨大转移瘤伴严重颅内高压者。

3）肺原发肿瘤切除后，异时性脑寡转移为孤立性转移，经过系统检查评估，其他部位无肿瘤复发，能耐受颅内单发寡转移瘤切除者。

4）肺原发肿瘤切除后，发生异时性孤立性脑寡转移，经过系统检查评估，其他部位无肿瘤复发，内科治疗疗效不佳伴颅内高压的异时性脑寡转移。

（2）LC肾上腺寡转移的外科治疗。

1）同时性同侧LC肾上腺寡转移，原发LC可切除，且在切除原发LC的同时，一期同时切除同侧同时性肾上腺寡转移。

2）施行完全性原发LC切除术后，发生孤立性异时性肾上腺寡转移，经系统评估无其他部位复发转移者，施行异时性肾上腺寡转移瘤切除。

3）同时性对侧LC肾上腺寡转移，切除原发LC后1个月，经系统评估无其他部位复发转移者，二期切除对侧同时性肾上腺寡转移。

4）施行完全性原发LC切除术后，发生双侧异时性肾上腺寡转移，经系统评估无其他部位复发转移者，施行异时性双侧肾上腺寡转移瘤切除。

（3）LC骨寡转移的外科治疗。

1）LC骨寡转移原则上不推荐外科治疗，推荐内科MDT to HIM诊疗。

2）下列LC骨寡转移可考虑外科治疗。

a.原发LC完全性切除后发生的异时性、单部位、单转移灶的骨寡转移，经系统评估没有其他部位转移。

b.原发LC完全切除后发生的异时性骨孤寡转移，骨寡转移部位为下肢负重部位者，如下肢股骨、胫骨，经系统评估没有其他部位转移。

c.原发LC完全切除后发生的异时性骨寡转移导致严重骨相关事件者，如脊柱骨寡转移伴脊髓压迫，经系统评估无其他部位转移者（存在分歧但推荐）。

（4）LC肺寡转移的外科治疗。

1）可切除的LC伴同侧同时性肺寡转移者，同期切除原发性LC和同侧同时性肺寡转移瘤。

2）可切除的 LC 伴对侧同时性肺寡转移者，首先切除原发性 LC，分期切除对侧同时性肺寡转移瘤。

3）原发肿瘤切除后的同侧异时性肺寡转移，经系统评估无其他部位复发转移，能耐受同侧肺寡转移瘤切除者。

4）原发肿瘤切除后的对侧异时性肺寡转移，经系统评估无其他部位肿瘤复发转移，能耐受对侧肺寡转移瘤切除者。

注：

"肺癌寡转移"（LCO）是指肺癌转移过程中的一种中间状态，它是介于局限性原发 LC 及广泛性转移瘤之间生物侵袭性较温和的阶段。在这个阶段中，原发性 LC 只引起少数局部的继发性肿瘤，而"肺癌寡转移"定义为 LC 转移部位≤2 个部位，转移病灶≤5 个病灶。"肺癌寡转移"代表潜在可治疗的状态，治疗的关键是手术、放疗等局部治疗，以及化疗、靶向及免疫治疗和多学科综合等全身治疗兼顾，以预防进一步发生远处广泛转移。第 8 版国际肺癌分期中的 M1b（孤立肺外器官的单一转移）与"寡转移"相呼应以区别于肺癌广泛转移。

多数学者认为 LC"寡转移"转移灶数量越多，常预后越差。Hanagiri 等发现具有单一转移灶的"寡转移"LC 5 年生存率为 50.3%，两个或以上转移灶的

"寡转移"5年生存率却仅有16.7%。肺癌"寡转移"按转移发生的时间顺序可分为同时性寡转移和异时性寡转移。同时性"寡转移"指原发肿瘤与转移灶同时被发现，而异时性"寡转移"指在原发肿瘤诊断2个月之后发现的转移灶，两种不同"寡转移"状态的LC接受外科治疗具有不同的生存期。Ashworth等认为同时性转移更容易得到生存获益，同时性肺内"寡转移"具有更高的远期生存率，其5年生存率为48%，而异时性"寡转移"合并N0 5年生存率仅有36%，如果合并淋巴结转移，异时性"寡转移"的生存期更低，其5年生存率仅有14%，能接受外科治疗包含许多种临床状况，即异时性"寡转移"及寡复发：①患者在诊断时具有局限数量的转移灶；②患者虽有多发转移灶，但经过系统治疗后，残余灶局限；③在经过治疗后仅有1个病变进展（即寡进展）；④在治疗后疾病的局限复发（即寡复发）。以上几种情况，手术治疗可使"寡转移"LC获益。

2　晚期LC内科治疗

2.1　驱动基因阳性LC治疗

2.1.1　EGFR阳性晚期LC的治疗

主要推荐：

（1）1.EGFR突变患者一线治疗。

1）推荐EGFR-TKI，包括：吉非替尼、厄洛替尼、埃克替尼、阿法替尼、达克替尼、奥希替尼、阿美替尼。

2）可考虑：吉非替尼/厄洛替尼+化疗；厄洛替尼+贝伐珠单抗。

（2）EGFR突变患者后线治疗。

1）一线治疗寡进展，推荐再次活检明确耐药机制；也可继续原TKI治疗+局部治疗。

2）一/二代EGFR-TKI广泛进展，T790M+，推荐奥希替尼、阿美替尼、伏美替尼治疗。

3）一/二代EGFR-TKI广泛进展，T790M-，推荐含铂双药化疗或含铂双药化疗+贝伐珠单抗（非鳞癌）。

4）T790M-/三代TKI失败，再次进展，参照无驱动基因晚期LC治疗。

注：

（1）EGFR敏感突变晚期LC的一线治疗。

EGFR突变阳性晚期LC一线治疗的多个随机对照研究显示，吉非替尼、厄洛替尼、埃克替尼和阿法替尼对比化疗均可显著改善PFS，且3级及以上不良反应显著低于化疗，LUX-LUNG7、ARCHER 1050研究和AENEAS、FLAURA研究分别显示阿法替尼、达克替尼和奥希替尼疗效优于一代TKI，奠定了第一代EG-

FR-TKI吉非替尼、厄洛替尼、埃克替尼，第二代TKI阿法替尼、达克替尼以及第三代TKI奥希替尼、阿美替尼在EGFR突变晚期LC一线治疗的地位。七个药物均已被NMPA批准用于一线EGFR突变阳性晚期LC治疗。

基于LUX-Lung 2、3、6合并分析阿法替尼治疗少见突变的研究结果，阿法替尼还被FDA批准用于18～21外显子少见位点突变（Leu861Gln，Gly719Ser，Gly719Ala，Gly719Cys，Ser768lle）患者的治疗。

确诊EGFR突变前因各种原因接受过化疗的患者，在确诊EGFR突变后推荐参考本章节选择EGFR-TKI；部分确诊晚期LC后因各种原因未能明确基因类型，一线接受化疗的患者进展后活检确诊为EGFR突变，推荐选择EGFR-TKI。

（2）联合治疗模式。

EGFR-TKI一线联合治疗包括EGFR-TKI联合化疗、抗血管生成治疗或其他EGFR-TKI治疗。FASTACT-2研究对比了化疗交替厄洛替尼和单纯化疗治疗晚期LC的疗效，Ⅱ期随机对照JMIT研究比较了吉非替尼联合培美曲塞与吉非替尼单药疗效，Ⅲ期研究NEJ009探讨了TKI联合含铂双药化疗与吉非替尼单药疗效，Ⅱ期研究NEJ005揭示了吉非替尼联合化疗较吉非替尼单药疗效差异，结果均显示靶向治疗联合化疗具有一定获益。

Ⅱ期研究JO25567研究显示贝伐珠单抗联合厄洛替尼相比厄洛替尼单药一线治疗晚期EGFR敏感突变型非鳞LC，可显著延长PFS（中位16.0对比9.7，P=0.0015）。基于该研究，欧洲药品监督管理局（EMA）于2016年批准了贝伐珠单抗联合厄洛替尼用于EGFR敏感突变型晚期非鳞LC的一线治疗。Ⅲ期临床研究NEJ026比较了厄洛替尼联合贝伐珠单抗较厄洛替尼单药的疗效，结果显示联合治疗组PFS显著延长。Ⅲ期随机对照研究ARTEMIS再次验证贝伐珠单抗与厄洛替尼联合方案在中国人群的疗效和安全性，联合治疗相比厄洛替尼单药显著延长PFS（中位18.0对比11.3，P<0.001）。有研究显示贝伐珠单抗联合厄洛替尼较靶向单药对伴脑转移EGFR突变患者，具有更优疗效。一项国内Ⅲ期临床研究（SINDAS）发现所有病灶部位局部放疗的加入显著改善了EGFR突变阳性寡转移（≤5个转移灶，随机分组前无脑转移）肺腺癌患者的PFS和OS。

（3）EGFR突变患者耐药后治疗。

由于靶向治疗耐药后治疗手段增多，虽有研究显示部分EGFR-TKI耐药的患者继续接受靶向治疗仍有短暂获益，EGFR-TKI耐药后缓慢进展的患者也应尽快接受后续有效抗肿瘤治疗。耐药后进展模式根据进展部位和是否寡进展划分为以下两种类型：寡进展或CNS进展指局部孤立病灶进展或中枢神经系统病灶进展；广泛进展指全身或多部位病灶显著进展。对寡进展/CNS进展者，多个回顾性分析显示继续原EGFR-TKI治疗联合局部治疗可获益。由于三代EGFR-TKI奥希替尼对中枢神经转移病灶有效率高，寡进展/CNS进展也应行驱动基因突变检测，决定后续治疗方案。

1）对一线和维持治疗时使用一/二代EGFR-TKIs的患者，T790M突变是最常见的耐药原因。AURA3研究纳入了419例一线EGFR-TKIs治疗后进展且T790M阳性的晚期LC，分别接受奥希替尼与培美曲塞联合铂类化疗，两组mPFS分别为10.1个月和4.4个月、ORR分别为71%和31%，其中144例有中枢神经系统转移接受奥希替尼治疗后PFS显著获益（8.5个月对比4.2个月），且奥希替尼的3级或更高不良事件低于化疗组（分别为23%和47%）。

数个国产三代EGFR-TKI在TKI耐药后T790M阳性LC治疗中也显示良好疗效。在阿美替尼的Ⅱ期临床试验APOLLO中，ORR为68.9%，DCR为93.4%，mPFS为12.3个月，mDOR为12.4个月；CNS ORR和DCR分别为60.9%和91.3%，CNS mPFS和mDoR分别为10.8个月和11.3个月。NMPA已批准阿美替尼用于治疗其他EGFR-TKI治疗中或之后进展的EGFR

T790M 突变阳性 LC。伏美替尼的 II b 期研究发现治疗 EGFR T790M 突变阳性晚期 LC 的 ORR 为 74.1%；DCR 为 93.6%；PFS 为 9.6 个月；临床获益率（CBR）为 79.5%；中位 PFS 为 9.6 个月，中位缓解持续时间为 8.3 个月；亚组分析显示伏美替尼对脑转移同样有效。NMPA 亦批准了甲磺酸伏美替尼，适应证同阿美替尼。上述药物完整和成熟的 III 期临床研究数据尚待公布。

2）耐药后无 EGFR T790M 突变或三代 TKI 治疗失败者可推荐含铂双药化疗±贝伐珠单抗（非鳞癌）；寡进展/CNS 进展型，可继续原 EGFR-TKI 治疗联合局部治疗。条件允许时，具体治疗方案应根据再活检病理及分子分型结果而定。不推荐耐药患者接受 TKI 联合化疗，IMPRESS 研究在一线吉非替尼耐药后的患者中对比化疗和化疗联合吉非替尼的疗效，结果显示联合用药的 PFS 和 OS 均未获益。尽管 EGFR 敏感突变的 NSLCL 免疫治疗疗效较差，一项特瑞普利单抗联合化疗用于 EGFR-TKI 耐药后的 EGFR 突变阳性 T790M 阴性晚期 LC 的 II 临床研究结果显示联合用药组 PFS 获益，多个临床研究正在探讨化疗联合免疫治疗、TKI 联合 EGFR 抗体等在 EGFR-TKI 耐药患者中的疗效。

3）EGFR 敏感突变患者的三线及多线治疗。AL-TER 0303 研究显示，在晚期 LC 三线或后线治疗中，与安慰剂相比，安罗替尼可显著延长 OS 和 PFS，且具有良好耐受性，提示该药物可作为三线治疗选择。

2.1.2 ALK阳性晚期LC的治疗

主要推荐：

（1）ALK阳性LC一线治疗。

1）推荐阿来替尼、克唑替尼、塞瑞替尼。

2）可以考虑使用：恩沙替尼、布加替尼、劳拉替尼（存在争议但推荐）。

（2）ALK阳性LC后线治疗。

1）一线治疗后寡进展，推荐再次活检明确耐药机制选择二代/三代TKI治疗；也可继续原TKI治疗+局部治疗。

2）一线治疗后广泛进展，推荐再次活检明确耐药机制选择二代/三代TKI治疗；也可以考虑二代药物互换。

3）再次进展，参照无驱动基因晚期LC治疗。

注：

（1）ALK融合突变晚期LC的一线治疗。

克唑替尼是全球首个获批用于ALK阳性晚期LC的一线治疗的一代ALK-TKI药物。PROFILE 1014研究证实一线克唑替尼疗效优于含铂双药化疗，研究结果显示TKI组PFS显著延长（中位10.9个月对比7.0个月，P<0.001）；同时与化疗相比，克唑替尼显著提高ORR（74%对比45%，P<0.001）；OS数据显示，克唑

替尼组中位 OS 尚未达到（95% CI，45.8 个月-NR），而化疗组为 47.5 个月（95% CI，32.2 个月-NR）。因此克唑替尼分别于 2016 年 3 月被 FDA、2018 年 8 月被 NMPA 批准用于 ALK 融合阳性晚期 LC 的一线治疗。

塞瑞替尼是全球第二个获批的 ALK-TKI 药物。ASCEND 系列研究证实塞瑞替尼在 ALK 阳性 LC 的疗效。ASCEND-4 研究显示塞瑞替尼组中位 PFS 为 16.6 个月，化疗组为 8.1 个月；尽管中位 OS 尚未达到，但已能明显看到塞瑞替尼组的生存获益。由于塞瑞替尼耐受性不佳，另一项多中心随机临床研究 ASCEND-8 比较了塞瑞替尼 450mg 日剂量随餐服用及 750mg 空腹服用的疗效及安全性，结果发现两种方案的血药浓度相似，但胃肠毒性显著降低。450mg 组的依从性更好，15 个月 PFS 较 750mg 空腹给药组更高（66.4% 及 41%）。塞瑞替尼已获 NMPA 批准用于 ALK 融合阳性局部晚期或转移性 LC 的一线治疗，以及克唑替尼治疗不耐受或进展后的二线治疗。

阿来替尼是全球第三个获批的 ALK-TKI。Ⅲ 期 ALEX 研究对比了阿来替尼和克唑替尼一线治疗 ALK 阳性晚期 LC 的疗效和安全性。研究结果显示，相比克唑替尼，阿来替尼 PFS 获益最长（一线 ALK-TKI 治疗），中位 PFS 为 34.8 个月，克唑替尼组为 10.9 个月（HR=0.43，P<0.0001）。此外，在亚洲人群进行的阿

来替尼与克唑替尼头对头比较的Ⅲ期临床研究ALE-SIA，结果显示阿来替尼组中位PFS显著延长（NR对比11.1个月，HR=0.22，P<0.001）；颅内ORR阿来替尼组为94.1%，显著高于克唑替尼组的28.6%，降低脑转移发生风险86%（HR=0.14，P<0.0001）。基于以上结果，NMPA于2018年批准阿来替尼用于ALK阳性局部晚期或转移性LC的一线及克唑替尼治疗进展后的二线用药。

ALTA-1L研究结果显示，布加替尼（Brigatinib）的中位PFS显著优于克唑替尼，分别是29.4个月和9.2个月（HR，0.49；95% CI，0.33-74；P=0.0007），降低了51%的疾病进展率。同时布加替尼的ORR更高（62%对比74%），脑转移使用布加替尼获得的ORR更佳（67%对比17%）。所有脑转移中，布加替尼的PFS显著优于克唑替尼（PFS：未达到对比5.6个月；1年PFS率：67%对比21%）。FDA批准布加替尼用于ALK融合阳性晚期LC的一线治疗，但我国尚未上市。

恩沙替尼是国内自主研发的二代ALK-TKI。Ⅲ期eXalt3试验比较了恩沙替尼与克唑替尼用于未经ALK TKI治疗的ALK阳性晚期LC的疗效和安全性。初步结果已于近期公布。期中分析结果显示，在意向治疗人群中，BIRC评估的中位PFS，恩沙替尼组为25.8个月，显著优于克唑替尼组的12.7个月（HR=0.51，P=0.0001）。

劳拉替尼（Lorlatinib）是首个被美国FDA批准上市的三代ALK-TKI，已被FDA批准用于一线治疗。一项头对头比较Lorlatinib和克唑替尼用于未经治疗的ALK阳性晚期LC一线治疗疗效和安全性的Ⅲ期CROWN研究结果显示，Lorlatinib的PFS显著获益，颅脑转移患者使用Lorlatinib效果比克唑替尼效果好。但目前我国并未上市。

（2）AKL融合突变患者的二线及后线治疗。

一线靶向药物耐药后，根据患者一般情况、转移情况及耐药机制整合选择后续治疗方案。机制研究发现，克唑替尼耐药后30%~45%是由于ALK通路突变（G1202R、V1180L、I1171T/N/S等），其余包括旁路激活（c-Met/HGF、c-KIT、IGF-R、EGFR/HER3等）和其他耐药突变（TP53、EMT、病理类型转变）。针对不同ALK-TKIs耐药突变，治疗策略不同。例如Lorlatinib能克服G1202R耐药，塞瑞替尼、Brigatinib、Lorlatinib对V1180L、L1196M突变有效。

一线应用ALK抑制剂进展后，根据进展部位和是否寡进展划分为两种类型：寡进展/CNS进展型和广泛进展型。对寡进展/CNS进展，可续用原ALK-TKI，并针对局部病灶进行治疗。若一线应用克唑替尼治疗，可更换为阿来替尼或塞瑞替尼。

阿来替尼治疗克唑替尼失败后的ALK阳性晚期LC

的全球Ⅱ期研究NP28673，IRC评估ORR为50%，中位PFS为8.9个月，在可评估有CNS病灶的患者，ORR为57%，中位DOR为11.2个月。欧洲和亚洲人群Ⅲ期随机对照研究ALUR显示，在克唑替尼及至少一次化疗治疗失败的患者中，与培美曲塞或多西他赛相比，阿来替尼显著降低疾病进展风险达85%（HR=0.15，P<0.001），中位PFS分别为阿来替尼组9.6个月，化疗组1.4个月。塞瑞替尼ASCEND-1研究入组部分经克唑替尼治疗失败的患者，其ORR和PFS分别为56%和7.0个月。塞瑞替尼治疗克唑替尼耐药后的ALK阳性LC的ASCEND-2研究的结果显示ORR为38.6%，IRC评估的中位PFS为7.2个月。基于上述证据和NM-PA批准的适应证，对于ALK阳性晚期LC一线克唑替尼进展后的治疗，一致推荐阿来替尼及塞瑞替尼。恩沙替尼治疗ALK阳性晚期LC克唑替尼耐药单臂多中心Ⅱ期临床研究结果显示ORR为52%，颅内ORR为70%，中位PFS达9.6个月，目前恩沙替尼已在国内获批上市用于二线治疗。二代药物一线治疗或一代和二代药物治疗均失败，选用含铂双药化疗±贝伐珠单抗。

其他在我国还未上市的ALK抑制剂如Brigatinib、Lorlatinib也可作为ALK阳性晚期LC一线TKI耐药后的治疗选择。基于一项Ⅱ期临床研究（NCT02094573）结果，2017年FDA批准Brigatinib用于ALK阳性晚期

LC克唑替尼耐药后的治疗。Lorlatinib的Ⅱ期临床研究（NCT01970865）数据显示，一线治疗ORR为90%；二线或三线治疗使用过克唑替尼或克唑替尼加化疗的患者，ORR达69%；后线治疗使用过2~3种ALK-TKI加化疗的患者，ORR依然高达39%。2018年11月，FDA已批准Lorlatinib用于治疗克唑替尼治疗进展后或至少一种ALK抑制剂治疗进展后；或阿来替尼/塞瑞替尼作为首个ALK抑制剂治疗进展后的ALK阳性转移性LC。

ALK阳性LC在TKI及含铂双药均进展后的治疗，PS评分为0~2分的患者，可以考虑单药化疗。

2.1.3　ROS1阳性晚期LC的治疗

主要推荐：

（1）ROS1阳性一线治疗。

1）推荐使用克唑替尼。

2）可考虑使用：塞瑞替尼或恩曲替尼（存在争议但推荐）。

（2）ROS1阳性后线治疗。

1）一线治疗后寡进展，推荐再活检明确耐药机制；也可用原TKI治疗+局部治疗。

2）一线治疗后寡进展，可考虑含铂双药化疗+局部治疗或含铂双药化疗+贝伐珠单抗（非鳞癌）+局部治疗。

3）一线治疗后广泛进展，推荐含铂双药化疗+局部治疗或含铂双药化疗+贝伐珠单抗（非鳞癌）。

4）一线治疗后广泛进展，可考虑进入临床研究。

5）二线再次进展，可参照无驱动基因晚期LC治疗。

注：

（1）ROS1重排阳性晚期LC的一线治疗。

克唑替尼是一种口服小分子酪氨酸激酶抑制剂，具有抗ALK、ROS1和MET原癌基因受体酪氨酸激酶的活性。是唯一同时被FDA批准用于ROS1和ALK的靶向药物。目前ROS1融合基因阳性Ⅳ期LC一线治疗推荐应用克唑替尼，主要是基于A8081001、EU-CROSS、EUROS1、OO12-01等临床研究，这些临床研究均证实克唑替尼用于治疗ROS1阳性的晚期LC疗效显著。A8081001是一项针对美国ROS1阳性LC的Ⅰ期临床研究，该研究首次证实ROS1阳性LC能从克唑替尼的治疗中获益，ORR为72%，中位PFS为19.2个月，中位OS为16.4个月。OO12-01是一项研究克唑替尼针对东亚人群的Ⅱ期临床试验，结果显示ROS1阳性LC人群的ORR为69%，PFS为13.4月，证实克唑替尼在东亚患者中的显著临床疗效。2017年9月，NM-PA批准克唑替尼用于ROS1融合基因阳性晚期LC的一线治疗。

恩曲替尼（Entrectinib）是一种具有中枢神经系统

活性的 TKI，靶向 NTRK1/2/3、ROS1 和 ALK 基因融合突变的实体瘤，可通过血脑屏障，无不良脱靶活性。在 ROS1 阳性治疗中取得突破性进展。STARTRK-2、STARTRK-1 和 ALKA-372-001 三项临床研究结果显示，在 53 例局部晚期或转移性 ROS1 阳性 LC，Entrectinib 治疗后 ORR 为 77.0%，中位 PFS 为 19.0 个月，中位 DOR 为 24.6 个月；颅内客观反应率为 55.0%，脑转移病灶持续缓解时间为 12 个月，不良反应发生率较低，故 Entrectinib 优于克唑替尼。2019 年 FDA 已批准 Entrectinib 用于 ROS1 融合基因阳性晚期 LC 的一线治疗，但国内尚未上市。

一项 II 期研究探索塞瑞替尼用于 ROS1 重排 LC 的疗效，结果显示中位随访时间为 14 个月，18 例（56%）停止了治疗。ORR 为 62%，包括 1 例 CR，19 例 PR，反应持续时间为 21 个月，DCR 为 81%。mPFS 为 9.3 个月，mOS 为 24 个月。5/8 例（63%）脑转移颅内病灶控制。相较于传统化疗，塞瑞替尼对 ROS1 重排的 LC 具有更好的疗效。2020 年 NCCN 专家组推荐将克唑替尼和塞瑞替尼（均为 2A 类）作为有 ROS1 重排患者的一线治疗。

布加替尼（Brigatinib）是一种二代 ALK-TKI，同时也是 ROS1 和 EGFR 靶点的抑制剂。基于一项多中心 I 期临床试验（ALTA，NCT02094573），晚期 LC 患者每日口服 90mg Brigatinib，总体缓解率达到 48%，脑转移 ORR 为 42%，mPFS 为 9.2 个月；每日口服 90mg Brigatinib，一周后剂量上升至每日 180mg，DCR 为 53%，其中脑转移总体缓解率为 67%，180mg 剂量组较 90mg 剂量组的疾病进展或死亡的风险降低 45%。基于此，Brigatinib 也可用于治疗 ROS1 阳性 LC，但确切结论仍需更多前瞻性研究来证实。

Lorlatinib 是一种 ROS1、ALK 双靶点抑制剂。一些关于 ROS1 阳性晚期 LC 的 I - II 期临床研究亚组分析显示，Lorlatinib 治疗既往接受或未接受克唑替尼治疗的皆有一定疗效，包括脑转移患者。

Repotrectinib 作为新一代 ROS1/TRK 酪氨酸激酶抑制剂（TKI），体外研究已证实其抑制 ROS1 效力比克唑替尼和 Entrectinib 高 90 倍以上，抑制 NTRK 效力超过拉罗替尼 100 倍。2021 年 WCLC 公布了 Repotrectinib 治疗 ROS1 融合阳性晚期 LC 和 NTRK 融合阳性晚期实体瘤的 II 期临床研究结果，ROS1 TKI 初治（EXP-1），ORR 达到 86%，1 个前线 ROS1 TKI 及 1 个前线含铂化疗（EXP-2），ORR 达到 40%；2 个前线 ROS1 TKI 且未接受化疗（EXP-3），ORR 达到 40%；1 个前线 ROS1 TKI 且未接受化疗（EXP-4），ORR 达到 67%；NTRK TKI 经治的晚期实体肿瘤（EXP-6），ORR 达到 50%。且安全性普遍耐受良好。

（2）ROS1重排阳性的晚期LC的二线及后线治疗。

大约一半的ROS1靶向治疗耐药是因为ROS1基因出现耐药突变，如G2032R和D2033N突变，其他包括旁路基因异常，如EGFR、HER2、ALK、MET、BRAF、KRAS基因异常，病理类型转化等。临床研究显示对最常见的耐药突变G2032R以及D2033N，Repotrectinib都有较强抑制能力，而对其他耐药突变抑制能力目前仍不清晰。Loratinib对除G2032R外的常见耐药突变有较强抑制能力，Cabozantinib对各种耐药突变均有较强抑制能力。

2.1.4　其他驱动基因阳性晚期LC的治疗

主要推荐：

（1）BRAF-V600E阳性一线治疗。

1）参照无驱动基因晚期LC一线治疗。

2）可考虑使用：达拉菲尼联合曲美替尼（存在争议但推荐）。

（2）BRAF-V600E阳性后线治疗。

1）一线使用靶向药物，进展后参照无驱动基因晚期LC治疗。

2）一线未使用靶向药物，可考虑靶向治疗（存在争议但推荐）。

（3）NTRK阳性一线治疗。

1）参照无驱动基因晚期LC一线治疗。

2）可考虑使用：恩曲替尼或拉罗菲尼（存在争议但推荐）。

（4）NTRK阳性后线治疗。

1）一线使用靶向药物，进展后参照无驱动基因晚期LC治疗。

2）一线未使用靶向药物，可考虑靶向治疗（存在争议但推荐）。

（5）C-met14外显子跳跃突变阳性一线治疗。

1）参照无驱动基因晚期LC一线治疗。

2）可考虑使用：赛沃替尼、克唑替尼、卡马替尼、托普替尼（存在争议但推荐）。

（6）C-met14外显子跳跃突变阳性后线治疗。

1）一线使用靶向药物，进展后参照无驱动基因晚期LC治疗。

2）一线未使用靶向药物，建议使用：赛沃替尼，其他可考虑使用：克唑替尼、卡马替尼、托普替尼（存在争议但推荐）。

（7）RET融合阳性患者一线治疗。

1）参照无驱动基因晚期LC一线治疗。

2）可考虑使用：普拉替尼、Selpercartinib（存在争议但推荐）。

（8）RET融合阳性患者后线治疗。

1）一线使用靶向药物，进展后参照无驱动基因晚期LC治疗。

2）一线未使用靶向药物，建议使用：普拉替尼，其他可考虑：Selpercartinib（存在争议但推荐）。

注：

BRAF突变发生在1%~3%的LC病例中。BRAF V600E突变占BRAF突变的近50%。BRAF突变通常发现于吸烟者，其肿瘤生物学行为比BRAF野生型更具侵袭性。BRAF抑制剂单药（威罗非尼或达拉非尼）对BRAF突变的LC中仅获得肿瘤部分退缩的疗效。一项达拉非尼联合曲美替尼一线治疗BRAF V600E突变晚期LC的Ⅱ期临床研究（NCT01336634）结果显示ORR为64%，中位PFS为10.9个月，中位DOR为10.4个月。2017年6月FDA批准了达拉非尼联合曲美替尼用于BRAF V600E突变转移性LC的一线治疗。若联合治疗不耐受可单用达拉非尼。基于上述研究结果，FDA批准联合使用达拉非尼和曲美替尼治疗晚期BRAF突变的LC（无论初始治疗方式）。国内尚未获批其一线适应证，且国内尚无相关靶向药物获批用于LC的治疗，BRAF V600E突变/NTRK融合Ⅳ期一线治疗主要参考Ⅳ期无驱动基因晚期的一线治疗。

NTRK基因重排被发现包括LC在内的多种实体肿瘤，发生率仅为0.1%~1%。NTRK融合基因随年龄、性别、吸烟状况及组织学的变化而变化。拉罗替尼是选择性的泛 TRK 抑制剂，在多种 NTRK 融合基因突变实体瘤具有显著疗效。一项纳入 55 例 NTRK 融合基因突变的多瘤种 I-II 期试验结果显示拉罗替尼组的 ORR 为 75%，中位 PFS 未达到，纳入 4 例 LC，因此 FDA 批准拉罗替尼用于 NTRK 融合基因突变的多种实体瘤治疗。三项临床研究的汇总结果显示（STARTRK-2、STARTRK-1 和 ALKA-372-001）恩曲替尼（Entrectinib）治疗后 NTRK 融合实体瘤的 ORR 为 57.0%，中位 PFS 为 11.2 个月，DOR 为 10.4 个月，颅内 ORR 50.0%。2019 年 FDA 已批准恩曲替尼用于 NTRK 融合基因阳性实体瘤的治疗。

在 LC 患者中，MET 14 外显子突变率为 1%~3%。PROFILE 1001 研究显示克唑替尼 ORR 为 32% 的 PFS 为 7.3 个月。II 期 GEOMETRY mono-1 研究提示 Capmatinib 的疾病控制率为 82%（28 例初治，队列 4 的 69 例经治），初治患者的 ORR 为 68%，DOR 为 12.6 个月；经治患者的 ORR 为 41%，DOR 为 9.7 个月。2020 年 5 月，FDA 加速批准卡马替尼上市，用于一线及经治的局部晚期或转移性 MET 外显子 14 跳突的 LC。

赛沃替尼是一个强效、可逆、ATP 竞争性的 MET 激酶小分子抑制剂，II 期研究 IRC 评估的 ORR 达到 49.2%，DCR 高达 93.4%，DoR 达到 9.6 个月（成熟度为 40.0%）。基于该研究结果，NMPA 于 2021 年 6 月批准赛沃替尼用于MET 14号外显子跳跃突变的局部晚期或转移性LC（化疗失败或不能耐受）。

Ⅱ期VISION评估Tepotinib单药在MET14外显子跳突（A队列）或MET扩增（B队列）的LC中的疗效和安全性，A队列的缓解率为48%~50%，在脑转移中同样可以获益。VISION研究亚洲亚组的ORR为61.9%，研究者评估的ORR为71.4%。

RET基因融合已被明确为LC驱动基因，发生频率为1%~2%。Ⅰ/Ⅱ期ARROW研究经证实了普拉替尼较好的抗肿瘤活性，ORR为65%，DCR为93%，CBR为72%，96%的患者出现肿瘤体积缩小。接受过铂类化疗的患者中，ORR为61%，CR为5%；初治患者的ORR为73%，CR为12%，100%出现肿瘤缩小。中国患者的ORR达到56%，DOR尚未达到，6个月DOR为83%，脑转移的ORR为56%，CR为33%，中国患者疗效及安全性与全球人群一致。

Ⅰ/Ⅱ期LIBRETTO-001试验中，LOXO-292对复治DOR达到20.3个月，PFS达18.4个月，ORR、缓解持续时间、PFS不因先前接受的治疗种类不同而有所差异。

2.2 驱动基因阴性LC治疗

2.2.1 非鳞状细胞癌驱动基因阴性晚期LC一线治疗

主要推荐:

(1) 推荐驱动基因阴性LC*初始治疗前进行PD-L1免疫组化检测。

(2) 推荐单药帕博利珠单抗或阿替利珠单抗用于PD-L1（帕博丽珠单抗22C3抗体，阿替利珠单抗SP142抗体）≥50%的驱动基因阴性的晚期LC*的一线治疗。对于PD-L1（22C3）1%~49%的驱动基因阴性的晚期LC*一线治疗可以选择单药帕博利珠单抗作为一线治疗。

(3) 推荐帕博利珠单抗联合培美曲塞+铂类作为驱动基因阴性LC*一线治疗选择，无论PD-L1表达情况。4~6周期后帕博利珠单抗联合培美曲塞维持治疗。

(4) 推荐阿替利珠单抗联合培美曲塞+铂类作为驱动基因阴性LC*一线治疗选择，无论PD-L1表达情况。4~6周期后阿特利珠单抗联合培美曲塞维持治疗。

(5) 推荐卡瑞利珠单抗联合培美曲塞＋卡铂作为驱动基因阴性LC*一线治疗选择，无论PD-L1表达情况。4~6周期后卡瑞利珠单抗联合培美曲塞维持治疗。

(6) 推荐替雷利珠单抗、信迪利单抗或舒格利单抗联合培美曲塞铂类作为驱动基因阴性LC*一线治疗选择，无论PD-L1表达情况。4-6周期后免疫联合培美曲塞维持治疗。

（7）推荐免疫维持治疗，总计免疫治疗2年或疾病进展或副反应不能耐受。

（8）推荐贝伐珠单抗联合含铂双药化疗（推荐）后贝伐珠单抗或培美曲塞或贝伐珠单抗联合培美曲塞维持治疗直至疾病进展或副反应不能耐受#。

（9）可选择人血管内皮抑制素联合长春瑞滨/顺铂+重组人血管内皮抑制素维持治疗#。

（10）PS=2的非鳞状细胞癌驱动基因阴性晚期LC一线可考虑单药化疗，化疗方案包括单药吉西他滨、紫杉醇、长春瑞滨、多西他赛、培美曲塞等。

【注释】

*驱动基因阴性指EGFR突变、ALK重排。

#抗血管治疗联合化疗通常推荐用于不适合免疫联合化疗驱动基因阴性LC患者。

注：

KEYNOTE-024是一项Ⅲ期随机对照的临床研究，对比帕博利珠单抗单药和含铂双药化疗治疗PD-L1 TPS（Dako 22C3）≥50%的驱动基因阴性的晚期非小细胞肺癌，帕博利珠单抗较化疗显著延长PFS（中位10.3个月对比6.0个月，HR=0.50）和OS（中位30.0个月对比14.2个月，HR=0.63），显著提高ORR（44.8%

对比27.8%），且3级以上不良反应免疫单药组更低
（31.2%对比53.3%）。2020年欧洲肿瘤医学协会会议
（ESMO）更新的随访结果显示，意向治疗人群一线接
受帕博利珠单抗单药治疗较接受标准含铂双药化疗可
降低38%死亡风险及50%疾病进展风险，中位OS长
达26.3个月，5年OS达31.9%，明显高于化疗组
（16.3%）。2016年FDA批准帕博利珠单抗用于PD-L1
TPS≥50%的驱动基因阴性晚期LC的一线治疗。

KEYNOTE-042是另一项Ⅲ期随机对照临床研究，
对比帕博利珠单抗单药和含铂双药化疗治疗PD-L1
TPS（Dako 22C3）≥1%的驱动基因阴性的晚期LC，该
研究中PD-L1≥50%接受单药帕博利珠单抗治疗总生存
优于化疗组（20.0个月对比12.2个月，HR=0.69；CI：
0.56-0.85；P=0.0003），PD-L1表达1%~49%的患者，
帕博利珠单抗单药治疗与化疗中位生存时间相当
（13.4个月对比12.1个月，HR=0.92，CI：0.77-1.11）。
KEYNOTE-042中国扩展研究同样证实了一线帕博利
珠单抗单药较化疗在各PD-L1表达（≥50%；≥20%；≥
1%）人群中均有中位OS获益（≥50%：24.5个月对比
13.8个月，HR=0.63；≥1%：20.2个月对比13.5个月，
HR=0.67），反应持续时间（DOR）超15个月，且安全
性可控。在今年更新的KEYNOTE-042中国扩展研究
随访数据显示，帕博利珠单抗较标准化疗可显著降低

死亡风险33%，中位OS达20.2月，2年OS率为43.8%。2019年，FDA和国家药品监督管理局（NMPA）批准了帕博利珠单抗一线治疗适应证。

IMpower110是一项针对初治LC患者、PD-L1在≥1%的肿瘤细胞或肿瘤浸润免疫细胞中表达（SP142抗体检测）的随机、开放标签、3期临床试验。在PD-L1高表达（TC3/IC3）且EGFR/ALK野生型患者中，阿替利珠单抗单药的中位生存期比化疗组长（20.2个月对比13.1个月；HR=0.59）。且阿替利珠单抗较化疗的治疗相关3-4级AE发生率更低（12.9%对比44.1%）。但在PD-L1中-高表达或任意表达的亚组分析中，阿替利珠单抗较标准含铂双药化疗在总生存所取得的获益趋势未达到统计学预设标准。2021年NMPA批准了阿替利珠单抗一线治疗PD-L1高表达人群的适应证。

IMpower132探索阿替利珠单抗联合培美曲塞+铂类（APP）一线治疗非鳞状LC的疗效及安全性，2020年ESMO-Asia公布的最终数据显示APP组对比PP组在PFS显著获益（7.7个月对比5.2个月；HR=0.56）；OS有4个月延长，但未达到统计学意义（P=0.1546）。IMpower132中国队列中，与培美曲塞和铂类相比，阿替利珠单抗联合培美曲塞和铂类能够带来PFS的改善，这与全球数据保持一致。期中分析时，OS数据尚不成熟，但是观察到阿替利珠单抗联合化疗的获益趋势。

KEYNOTE-189研究发现帕博利珠单抗联合培美曲塞和铂类较单纯化疗治疗晚期EGFR/ALK野生型非鳞LC，联合治疗组ORR（47.6%对比18.9%，P<0.0001）、PFS（中位8.8个月对比4.9个月，HR=0.52，P<0.001）和OS均有显著获益，在各个PD-L1表达亚组均有获益。在2021年所公布的最新随访数据显示，接受APP治疗可显著降低死亡风险40%和疾病进展风险50%，中位OS达22个月，3年OS率为31.3%。两种治疗方案的AE相当，均可控。不论PD-L1表达状态如何，免疫联合组生存均明显延长。FDA及NMPA分别于2017年和2019年批准了帕博利珠单抗联合含铂双药一线治疗晚期无驱动基因突变的非鳞LC。

CameL研究评估了卡瑞利珠单抗联合培美曲塞/卡铂对比单纯化疗一线治疗晚期EGFR/ALK阴性非鳞状LC的疗效和安全性，结果显示卡瑞利珠单抗+化疗组相比化疗组显著延长PFS（中位11.3个月对比8.3个月，HR=0.61，P=0.0002），显著提高ORR（60.0%对比39.1%，P<0.0001）、3/4级TRAEs发生率相似（66.3%对比45.9%）2020年NMPA批准卡瑞利珠单抗联合培美曲塞/卡铂用于ECFR/ALK阴性的、不可手术切除的局部晚期或转移性非鳞状LC的一线治疗。

RATIONALE 304研究结果显示，ⅢB-Ⅳ期非鳞状LC一线治疗使用替雷利珠单抗联合培美曲塞/铂类对比单纯培美曲塞/铂类，可显著改善PFS（9.7个月对比7.6个月，HR=0.645），并且具有更高的ORR和更长的DoR，替雷利珠单抗联合化疗组的ORR达57%（95% CI：50.6，64.0），中位DoR达8.5个月（95% CI：6.80，10.58）。替雷利珠单抗联合化疗安全性可控，较单纯化疗未显著增加毒性，且未发现新的安全性信号。

ORIENT-11研究对比信迪利单抗联合培美曲塞/铂类对比单纯化疗一线治疗EGFR/ALK阴性晚期非鳞状LC的疗效和安全性，结果显示联合信迪利单抗显著延长中位PFS（8.9个月对比5.0个月，HR=0.48）和中位OS（未到达对比16.0个月，HR=0.61）。2021年NMPA批准信迪利单抗联合培美曲塞/铂类一线治疗非鳞状LC。

GEMSTONE-302研究旨在评估舒格利单抗联合铂类化疗（n=320）对比安慰剂联合铂类化疗（n=159）一线治疗驱动基因阴性Ⅳ期鳞状或非鳞状非小细胞肺癌（SQ/NSQ-NSCLC）患者疗效和安全性的Ⅲ期随机对照注册临床研究。主要研究终点是研究者评估的PFS。截至2021年3月15日，研究者评估的舒格利单抗组和化疗组的中位PFS分别为9.0个月和4.9个月，HR=0.48（95% CI 0.39-0.60）；在非鳞状NSCLC患者中，舒格利单抗组和化疗组的中位PFS分别是9.6个月和5.6个月，HR=0.59（95% CI 0.45-0.79）。2021年12月NMPA批准了舒格利单抗联合培美曲塞和卡铂用于驱动基因阴性的转移性非鳞状NSCLC的一线治疗。

BEYOND研究是一项随机、对照、全国多中心Ⅲ期临床研究，旨在证实贝伐珠单抗联合卡铂/紫杉醇方案对中国晚期LC的疗效和安全性。主要终点为PFS。结果显示贝伐珠单抗联合卡铂/紫杉醇相较于化疗组，带来显著PFS延长（9.2个月 对比 6.5个月，HR=0.40，95% CI：0.29-0.54，P<0.001），ORR提高（54.4% 对比26.3%，P<0.001）和OS延长（24.3个月对比17.7个月，HR=0.68，95% CI：0.50-0.93，P=0.015 4）。2018年NMPA已批准含铂双药化疗联合贝伐珠单抗一线治疗方案。

PARAMOUNT证实，培美曲塞联合顺铂4周期后，无进展患者继续接受培美曲塞维持治疗直到疾病进展或不可耐受，与安慰剂相比能显著延长PS评分为0~1患者的PFS（中位4.1个月对比2.8个月）及OS（中位13.9个月对比11.0个月）。贝伐单抗±培美曲塞维持治疗晚期非鳞LC随机Ⅲ期研究：COMPASS研究将接受培美曲塞卡铂贝伐单抗治疗后4周期未进展者分为贝伐单抗维持组，培美曲塞维持组和培美曲塞贝伐单抗双药维持组，双药维持组较单药OS无统计学差异的延长，但在EGFR野生型及年龄小于70岁亚组双药维持获益更多。

一项随机、双盲、多中心、头对头Ⅲ期临床研究 QL1101-002研究结果显示，贝伐珠单抗类似物与原研药贝伐珠单抗相比，18周ORR达到主要研究终点（52.3%对比56%，HR=0.933），且安全性相似。基于此，2019年NMPA批准安可达联合含铂双药化疗一线适应证。

长春瑞滨联合顺铂方案一线化疗基础上联合重组人血管内皮抑素治疗晚期LC，能显著提高ORR并延长疾病进展时间，不良反应无显著差异。

对PS评分2分的患者，多项临床研究证实，单药化疗较最佳支持治疗（BSC）能延长生存期并提高生活质量。可选的单药化疗方案包括吉西他滨、长春瑞滨、紫杉醇、多西他赛或培美曲塞。PS评分≥3分患者不建议化疗，建议最佳支持治疗。

2.2.2 鳞状细胞癌驱动基因阴性晚期LC一线治疗

主要推荐：

（1）推荐驱动基因阴性LC初始治疗前进行PD-L1免疫组化检测。

（2）推荐单药帕博利珠单抗或阿替利珠单抗用于PD-L1 TPS（22C3）≥50%的驱动基因阴性的晚期LC的一线治疗。对于PD-L1 TPS（22C3）1%~49%的驱动基因阴性的晚期LC一线治疗可以选择单药帕博利珠单抗作为一线治疗。

（3）推荐帕博利珠单抗联合紫杉醇或白蛋白紫杉醇+卡铂，无论PD-L1表达情况。

（4）推荐替雷利珠单抗联合紫杉醇或白蛋白紫杉醇+卡铂，无论PD-L1表达情况。

（5）推荐信迪利单抗联合吉西他滨+铂类，无论PD-L1表达情况。

（6）推荐舒格利单抗联合紫杉醇或白蛋白紫杉醇+铂类，无论PD-L1表达情况。

（7）可选择卡瑞利珠单抗联合紫杉醇+卡铂，无论PD-L1表达情况。

（8）不适合铂类的选择非铂双药方案：吉西他滨+多西他赛或吉西他滨+长春瑞滨。

（9）推荐免疫维持治疗，总计免疫治疗2年或疾病进展或副反应不能耐受。

（10）PS=2的晚期驱动基因阴性肺鳞状细胞癌一线可考虑单药化疗，化疗方案包括单药吉西他滨或紫杉醇或长春瑞滨或多西他赛。

注：

KEYNOTE-407研究：评估了帕博利珠单抗联合紫杉醇或白蛋白紫杉醇/卡铂对比化疗一线治疗晚期鳞癌LC的疗效和安全性。不论PD-L1的表达水平，与单纯化疗相比，帕博利珠单抗联合化疗组显著改善

OS，不同 PD-L1 表达人群均有获益。在 2021 年更新的随访结果显示，接受帕博利珠单抗联合紫杉类药物及卡铂治疗可降低 29% 死亡风险和 41% 的疾病进展风险，中位 OS 达 17.2 个月，3 年 OS 率可达 29.7%。2018 年，美国 FDA 批准了帕博利珠单抗联合紫杉醇或白蛋白紫杉醇/卡铂一线治疗晚期鳞状 LC。KEYNOTE-407 中国扩展研究同样证实了帕博利珠单抗联合化疗相对于单纯化疗改善了中位 OS（17.3 个月对比 12.6 个月，HR=0.44）和中位 PFS（8.3 个月对比 4.2 个月，HR=0.32）。该方案 2019 年 NMPA 获批一线治疗转移性鳞状 LC 适应证。

RATIONALE 307 研究显示：ⅢB-Ⅳ期鳞状 LC 一线治疗使用替雷利珠单抗联合卡铂/紫杉醇或联合卡铂/白蛋白紫杉醇，中位 PFS 皆为 7.6 个月，对比仅接受化疗的 5.5 个月显著延长 PFS；中位随访时间为 8.6 个月，中位 OS 仍未达到。且无论 TC PD-L1 的表达状态，替雷利珠单抗联合化疗较单纯化疗均显著延长 PFS。与单纯化疗相比，替雷利珠单抗联合化疗 ORR 更高（73%~75% 对比 50%），缓解持续时间（DoR）更长（8.2~8.6 个月对比 4.2 个月），AE（包括≥3 级）的发生率和频率在三组之间相近。2021 年 NMPA 批准替雷利珠单抗联合紫杉醇或白蛋白紫杉醇/卡铂一线治疗晚期鳞状 LC。

ORIENT-12研究显示：信迪利单抗联合吉西他滨/铂类较化疗一线治疗鳞状LC能显著延长中位PFS（5.5个月对比4.9个月，HR=0.54），是首次应用PD-1抑制剂联合吉西他滨+铂类化疗方案治疗LC鳞癌取得阳性结果的研究。

CameL-sq研究显示，卡瑞利珠单抗联合紫杉醇/卡铂对比单纯化疗一线治疗鳞状LC显著延长中位PFS（8.5个月对比4.9个月，HR=0.37）。

GEMSTONE-302研究在鳞状NSCLC患者中，舒格利单抗组和化疗组的中位PFS分别是8.3个月和4.8个月，HR=0.34（95% CI 0.24-0.48）。2021年12月NMPA批准了舒格利单抗联合紫杉醇和卡铂用于转移性鳞状NSCLC的一线治疗。

2.2.3　驱动基因阴性晚期LC二线及以上治疗

主要推荐：

（1）推荐纳武利尤单抗、帕博利珠单抗（PD-L1≥1%）或阿替利珠单抗、替雷利珠单抗用于晚期驱动基因阴性LC二线治疗（如一线未接受免疫检查点抑制剂）。

（2）如果患者在PD-1/PD-L1抑制剂单药或联合化疗治疗后进展，不推荐更换其他的PD-1/PD-L1抑制剂作为后续治疗方案。

（3）推荐多西他赛或培美曲塞用于晚期驱动基因

阴性LC二线治疗（如一线未接受同一药物，且已接受免疫治疗）。

（4）推荐安罗替尼的三线用于既往至少接受过2种系统化疗后出现进展或复发的局部晚期或转移性非小细胞肺癌鳞癌限外周型）患者的三线治疗。

（5）信迪利单抗用于晚期或转移性鳞状LC二线治疗。

（6）推荐三线治疗可给予其前线未用的治疗方案，如纳武利尤单抗单药治疗，或多西他赛或培美曲塞单药治疗。

（7）鼓励患者入组临床研究。

注：

CheckMate 017、CheckMate 057 和 CheckMate 078 三项Ⅲ期研究显示纳武利尤单抗在治疗晚期鳞癌与非鳞癌上的疗效。纳武利尤单抗单药用于二线治疗接受过含铂化疗方案治疗的驱动基因阴性的患者，3mg/kg，1 次/2 周。在晚期鳞癌中，纳武利尤单抗单药较多西他赛显著改善中位 OS（9.2 个月对比 6.0 个月，HR=0.62）。在晚期非鳞癌中，纳武利尤单抗单药较多西他赛也能改善中位 OS（12.2 个月对比 9.5 个月，HR=0.70）。在中国晚期鳞癌与非鳞癌患者中，同样显示出纳武利尤单抗优于多西他赛的疗效（中位 OS 11.9 个月对比 9.5 个月，HR=0.75），且三项研究中≥3级 AE 的发生率纳武利尤单抗明显低于化疗组。FDA及NMPA分别于2015和2018年批准纳武利尤单抗用于治疗突变基因阴性的晚期LC的二线治疗。

全球多中心临床研究KEYNOTE-010显示，在PD-L1阳性（PD-L1 TPS≥1%，Dako 22C3）且既往接受过少一种化疗方案的局部晚期或转移性LC患者，无论是帕博利珠单抗标准剂量2mg/kg组还是高剂量10mg/kg组的OS，均明显优于多西他赛组（10.4个月对比12.7个月对比8.5个月）。最新随访显示，PD-L1≥50%的患者接受帕博利珠单抗治疗较化疗OS明显延长（中位OS：16.9个月对比8.2个月，HR=0.55；5年OS率：25.0%对比8.2%）。PD-L1≥1%的患者中，同样也观察到了帕博利珠单抗治疗的OS获益，5年OS率可达15.6%。基于上述研究，2015年FDA批准了帕博利珠单抗二线治疗既往接受过至少一种化疗的PD-L1≥1%的局部晚期或转移性LC患者。KEYNOTE-033研究评估了帕博利珠单抗对比多西他赛二线治疗中国晚期LC患者，在PD-L1≥50%的人群中，OS未达统计学显著性，在PD-L1≥1%的人群中，帕博利珠单抗依然显示OS的获益趋势。

POPLAR研究（Ⅱ期）和OAK研究（Ⅲ期）分别评估了PD-L1抗体阿替利珠单抗对比多西他赛，二线治疗复发性局部晚期或转移性LC的疗效和安全性。研究显示与传统的多西他赛治疗组相比，阿替利珠单抗可以显著提高中位OS（POPLAR：12.6个月对比9.7个月，HR=0.76；OAK：13.3个月对比9.8个月，HR=0.78）。2016年，FDA批准阿替利珠单抗单药二线治疗晚期LC，无论PD-L1的表达水平。

RATIONALE 303研究结果显示，对于接受铂类化疗后出现疾病进展的二线或三线局部晚期或转移性LC，对比多西他赛组，替雷利珠单抗组在主要终点OS（ITT人群、PD-L1≥25%人群）上均实现了显著获益（中位OS 17.2个月对比11.9月、19.1个月对比11.9个月），降低死亡风险分别达36%和48%（HR=0.64，95%CI：0.527-0.778，P<0.0001；HR=0.52，95%CI：0.384-0.713，P<0.0001）；在ITT人群亚组分析中，所有亚组均观察到替雷利珠单抗治疗的OS获益均优于多西他赛，且在各个PD-L1表达水平均有获益。替雷利珠单抗组ITT人群的ORR和DoR也均显著优于多西他赛组（21.9%对比7.1%，13.5个月对比6.2个月，P<0.0001）。替雷利珠单抗组≥3级AEs发生率显著降低（38.6%对比74.8%）。

但NMPA尚未批准帕博利珠单抗、阿替利珠单抗、替雷利珠单抗作为肺癌二线治疗适应证。

ORIENT-3研究是一项评估信迪利单抗用于晚期或转移性鳞状LC二线治疗有效性和安全性的随机、开放、多中心、平行、在中国的Ⅲ期临床研究（NCT 03150875），2021年，AACR公布了ORIENT-3研究成果：对晚期/转移性sqLC二线治疗，信迪利单抗（sintil-imab）相比于多西他赛（Docetaxel），信迪利单抗组相比多西他赛组在OS上有显著提升（中位OS 11.79个月对比8.25个月；HR=0.74，P=0.02489）。中位PFS，信迪利单抗组（4.30个月，95%CI：4.04-5.78）也显著优于多西他赛组（2.79个月，HR：0.52，P<0.00001）。

ALTER0303是一项随机、双盲、安慰剂对照的全国多中心Ⅲ期临床研究，旨在评估盐酸安罗替尼单药对二线治疗后复发或进展的晚期LC的疗效和安全性，该研究主要终点为OS。共440例结果显示，盐酸安罗替尼组相较于安慰剂组OS延长3.3个月（9.6个月对比6.3月，HR=0.68，P=0.0018），PFS延长4.0个月（5.4个月对比1.4个月，HR=0.25，P<0.0001）；ORR显著提高（9.2%对比0.7%，p =0.002）。随着盐酸安罗替尼在国内的上市，近期也公布了盐酸安罗替尼用于真实世界回顾性数据，结果证实了盐酸安罗替尼用于三线及以上晚期LC疗效及安全性，与注册研究结果一致。NMPA已于2018年5月批准安罗替尼的三线适应证。

3　LC的放射治疗

3.1　不适合手术或拒绝手术的Ⅰ期LC

主要推荐：

因医学原因不适合手术或拒绝手术的Ⅰ期LC，首选立体定向放疗（SBRT）。

注：

早期LC（AJCC第8版Ⅰ期和ⅡA期，TNM期T1-2N0M0），标准治疗方式为手术切除；对一些高龄、合并严重内科疾病手术风险高不能手术者，或因自身原因拒绝手术，放疗是一种有效的治疗方法。大量临床研究显示：与常规放疗技术相比，SBRT或立体定向消融放疗（SABR）、治疗早期LC的3年局部控制率达90%，SBRT显著提高了早期LC的局部控制和生存率，与手术相当，3年生存率达43%~83%，SBRT显著提高了早期LC的局部控制和生存率。

不适合手术或拒绝手术的早期LC的放疗：首选SBRT，若尚未开展SBRT技术，建议推荐有相应治疗技术平台的单位就诊。适应证包括：①不耐受手术的Ⅰ期；高龄、合并严重基础性疾病的T1 ~ 2N0M0期。②拒绝手术的Ⅰ期LC。③可考虑SBRT治疗对其中无法获取病理诊断的临床Ⅰ期LC，必须经过多学科整合诊治（MDT to HIM）讨论或所在医院伦理委员会审核批准，满足下列条件可考虑SBRT：至少2种可供鉴别的影像学检查（如胸部薄层CT和全身PET-CT提示有恶性特征），明确的影像学诊断（病灶在长期随访>2年）过程中进行性增大，或磨玻璃影密度增高、实性比例增大，或伴有血管穿行及边缘毛刺样改变等恶性特征；经肺癌MDT to HIM讨论确定；患者及家属充分知情同意。④相对适应证：T3N0M0；同时性多原发LC。

针对早期LC的SBRT治疗，文献报道生物有效剂量要求BED≥100Gy时才能获得更好的肿瘤局部控制率，实现长期生存，因此SBRT剂量的总体要求建议BED超过100Gy、治疗要求在2周内完成。其中对中央型（主支气管树2cm内或邻近纵隔胸膜）、肿瘤周围的正常器官难以耐受高剂量放疗（如再程放疗者）可适当降低分割剂量、增加分割次数。对超中央型LC，如邻近或累及主支气管或大血管的肿瘤，照射野范围PTV与重要器官如食管等重叠，SBRT有增加致死性出血等风险，建议谨慎使用。

3.2 局部晚期LC的放疗

主要推荐：

（1）以手术为主的局部晚期LC放疗策略。

1）切缘阳性或任一形式的镜下或肉眼有残留，推荐行术后放疗。

2）完全切除术后病理为N2（存在争议但推荐）。

（2）以放疗为主的局部晚期LC治疗策略。

1）同步放化疗后度伐利尤单抗进行巩固治疗。

2）无法耐受放化疗同步治疗，可推荐序贯放化疗或单纯放疗。

3）诱导化疗来降低肿瘤体积后再同步放化疗（存在争议但推荐）。

4）同步放化疗后的巩固化疗（不推荐）。

5）驱动基因突变者同步放化疗后常规应用靶向药物（不推荐）。

注：

Ⅱ/Ⅲ期LC特别是Ⅲ期异质性显著，主要分为以手术为基础和以放疗为基础的多学科综合治疗手段。对以手术为基础的Ⅱ/Ⅲ期LC，依据肿瘤有否手术切除可能，可分为三类：①可切除：Ⅱ期或ⅢAN0~1、部分单站纵隔淋巴结转移且短径<2cm的N2和部分T4（相同肺叶内存在卫星结节）N1；②不可切除：部分ⅢA、ⅢB和全部ⅢC，通常包括单站N2纵隔淋巴结短径≥3cm或多站以及多站淋巴结融合成团（CT上淋巴结短径≥2cm）的N2，侵犯食管、心脏、主动脉、肺静脉的T4和全部N3；③潜在可切除：部分ⅢA和ⅢB，包括单站N2纵隔淋巴结短径<3cm的ⅢA期LC、潜在可切除的肺上沟瘤和潜在可切除的T3或T4中央型肿瘤。

手术参与的局部晚期的患者，若临床认为术后镜下癌残留或肉眼癌残留者，则需术后的放疗，尽管无前瞻性研究说明术后放疗参与时机何为最佳，但美国NCDB数据库显示，大多数临床是将放疗提前实施，可考虑行同步放化疗。对完全性切除者，术后病理N分期为pN0-1，辅助含铂双药化疗后无须行术后辅助放疗；对pN2，辅助含铂双药化疗后是否行辅助放疗，目前仍有较大争议。对不可手术LA-LC，同步放化疗后联合免疫维持的综合治疗是标准治疗方式，目前有Ⅲ期前瞻性研究的免疫药物为度伐利尤单抗。放疗是局部晚期LC综合治疗不可或缺的治疗手段，若不能耐受同步放化疗，可选择序贯治疗，不能耐受化放疗综合治疗者，放疗仍是基本治疗手段。

（1）以手术为主的局部晚期LC放疗策略。

以完全性手术切除为主的患者，辅以术后化疗、放疗等治疗。完全性切除包括以下条件：①切缘阴性，包括支气管、动脉、静脉、支气管周围、肿瘤附近组织；②清扫淋巴结至少6组，其中肺内3组、纵隔3组（需包括7区）；③切除等最高淋巴结病理为阴性；④淋巴结无结外侵犯。切缘阳性、淋巴结外侵、淋巴结阳性无法切除均属不完全切除；切缘阴性、淋巴结清扫未达到要求或切除的最高纵隔淋巴结病理为阳性，属于不确定切除。对完全性切除者，术后病理

N分期pN0-1，辅助含铂双药化疗后无须术后放疗；pN2，辅助含铂双药化疗后是否行放疗，仍有较大争议。目前唯一的临床Ⅲ期对照研究Lung ART发现，术后放疗虽能降低局部复发，但死亡率相对未放疗组明显增加，无生存获益；但该研究时间跨度大，70%患者采用了三维适形放疗而不是调强放疗，导致不良反应特别是心脏毒性大，掩盖了生存获益。对局部复发高危人群（如多组多站纵隔淋巴结转移等），仍建议术后放疗，降低局部复发风险的同时提高生存。基于美国国家癌症数据库pN2研究发现，手术完全切除，术后病理为N2者，完成辅助化疗后，术后辅助放疗能提高OS。

对不能完全性切除的Ⅲ期者，可行2周期新辅助治疗后再评估，确定给予完全性切除或根治性放化疗，新辅助治疗有效后行肺叶切除（尤其是T4N0-1、T3N2）者可能从手术切除中获益更大。目前尚无高级别证据显示新辅助化疗后联合手术疗效优于根治性放化疗、也无证据表明新辅助放化疗+手术的三联疗法优于二联疗法。对切缘阳性，基于癌症数据库的回顾性分析发现PORT能改善Ⅱ-Ⅲ期pN0-2不完全切除LC患者总生存。

（2）以放疗为主的局部晚期LC治疗策略。

Ⅲ C期和绝大部分ⅢB期归类为不可切除的Ⅲ期

LC。这部分患者与Ⅳ期最显著的不同在于存在治愈的可能，15%~20%的患者通过局部放疗联合系统药物治疗达到长期无瘤生存。因此，对不可手术 LA-LC，局部放疗是综合治疗的基石，是治愈肿瘤不可或缺的治疗手段。

放疗联合化疗的综合治疗是不可手术 LA-LC 的标准治疗方式。对一般状态好（PS 0-1）推荐同期放化疗；而对一般状态较差、有严重基础疾病等无法耐受同步放化疗，可行序贯放化疗或单纯放疗/化疗（驱动基因阳性者靶向治疗±放疗），或根据情况予个体化治疗及支持治疗。放疗＋化疗的综合疗效显著优于单纯放疗，以顺铂为基础的两药化疗方案效果最为显著，死亡风险下降30%，2年 OS 获益4%，5年 OS 绝对获益增加2%。而同步放化疗相比于序贯放化疗，获益更明显，明显提高了总缓解率和局部控制率，肿瘤的局部区域控制率显著改善，可降低16%的死亡风险，3年 OS 绝对获益5.7%，5年 OS 绝对获益4.5%；但同步放化疗和序贯放化疗相比，远处控制率获益不明显，3-4级急性食管毒性的比率显著增加（18%对比4%），但患者可以耐受并完成治疗。此外，即使在抗肿瘤药物治疗取得巨大进展的今天，Ⅲ期 LA-LC 单纯化疗的疗效仍明显差于同步放化疗。日本一项单中心研究回顾性了2011—2016年不可手术的Ⅲ期 LC，结果显示放化综合治疗显著优于单纯放疗或单纯化疗（1613天对比498天，P=0.019），而单纯化疗的中位OS仅为485天。

关于最佳同步化疗方案，多项Ⅱ期、Ⅲ期临床试验证据显示：顺铂的放疗增敏效果可能优于卡铂，因此对无禁忌证者，同步放化疗应尽可能采用顺铂为基础的方案。EP方案和PC每周方案是最广泛的同步化疗方案。CAMS研究是唯一头对头比较二者联合同步放疗疗效的多中心随机对照Ⅲ期临床试验，结果显示EP方案较PC方案带来更多的生存获益。针对局部晚期非鳞LC的PROCLAIM随机对照Ⅲ期临床研究结果显示同步AP（培美曲塞+顺铂）化疗方案和EP方案在ORR、PFS和OS方面均无统计学差异；AP同步放疗具有延长PFS的趋势。在毒副作用方面，AP方案耐受性略优于EP方案，显著降低了药物相关性3/4级不良事件发生率；PC方案和EP方案具有不同的毒副作用谱，PC方案发生2级及以上（G2+）放射性肺炎的风险是EP方案的3.33倍，而EP方案严重食管炎（G3+）的发生率较高（20.0%对比6.3%，P=0.009）。基于上述证据，同步化疗目前仍首选EP方案，非鳞癌可选培美曲塞联合顺铂。

CALGB39801、LAMP、HOG LUN、KCSG–LU05–04、START、SWOG0023等多个随机对照Ⅱ/Ⅲ期研究显示诱导化疗、巩固化疗和巩固靶向治疗均未能进一步提高接受同步放化疗的疗效，且同步放化疗后巩固化疗有可能带来额外的化疗相关副作用，有加重肺和食管的放射性损伤风险，或诱发潜在的放射性损伤。目前应用诱导化疗+同步放化疗模式常见于肿瘤较大、危及器官剂量限制、和或远处转移风险高的如多组多站 N3 的患者。对接受诱导化疗+同步放化疗患者，需要在诱导化疗前给予全面的影像学检查如颈（必要时）、胸、腹部等增强 CT 或 PET/CT 检查，以指导诱导化疗后的靶区勾画。

免疫检查点抑制剂（PD-L1 单抗）已证实可用于局部晚期 LC 同步放化疗后的巩固治疗（PACIFIC 研究）。PACIFIC 研究是对比同步放化疗后是否联合免疫巩固治疗的多中心随机对照Ⅲ期临床试验。该研究共纳入 713 例不可手术局部晚期 LC，在未经任何标志物筛选前提下，同步放化疗后的 1~42 天内按 2∶1 随机接受度伐利尤单抗维持治疗（试验组 476 例，度伐利尤单抗 10 mg/kg/2w，最长治疗 12 个月）或对照安慰剂治疗（对照组，237 例）。度伐利尤单抗相比对照组显著延长中位 PFS 超过 11 个月，16.9 个月和 5.6 个月（HR=0.52，P<0.001），5 年 PFS 率分别为 33.1% 和 19.0%；中位 OS 分别为 47.5 个月对比 29.1 个月（HR=0.68，P=0.0025），5 年生存率分别为 42.9% 和 33.4%。虽然试验组总体治疗相关的副作用发生率高于对照组

（67.8%对比53.4%），但大部分为1~2级，其中3~4级严重副作用的发生率两组间相似（11.8%对比4.3%），各种原因导致的3级及以上肺炎发生率亦无差异（4.4%对比3.8%）。

目前尚无同步放化疗+TKI靶向治疗不可切除Ⅲ期LC生存获益的临床证据，也没有针对EGFR基因突变放化疗、靶向治疗不同策略比较的高级别证据。

根治性同步放化疗应尽量采用先进放疗技术，如PET/CT分期、4D-CT定位、调强放疗、图像引导放疗（IGRT）和呼吸运动控制等；最低要求是基于CT模拟定位的三维适型放疗（3D-CRT）。IMRT与3D-CRT技术相比，可显著延长生存、降低放射性肺损伤风险。

关于放疗靶区：对接受过诱导化疗者，仅照射化疗后的残留原发灶和受累淋巴结区域；不做淋巴结区域预防性照射，研究证实与淋巴结区域预防照射（ENI）相比，不增加淋巴结引流区的复发率和局部未控的风险，同时显著降低放射性肺炎等副作用的发生。同步放化疗推荐放疗总剂量为60~66Gy、每日常规分割照射（1.8~2.0Gy/次）。

3.3 晚期LC的放疗

主要推荐：

（1）寡转移患者。

1）颅外寡转移病灶，积极全身治疗有效基础上加局部放疗，尽量选SBRT方式。

2）颅内寡转移灶，预后好者，首选局部行立体定向放射外科治疗（SRS），或立体定向放疗（SRT）大分割剂量放疗（HFRT）。

3）需要迅速减症、有脑卒中风险、瘤体较大、手术可及者，可考虑手术。

（2）广泛转移患者。

1）基于姑息对症、降低骨相关性事件发生，在全身治疗基础上，加入局部放疗。

2）免疫治疗患者，放疗参与除传统意义姑息对症、降低骨相关事件发生外，还可能增加免疫治疗疗效（存在争议但推荐）。

注：

晚期LC应采用以全身治疗为主的整合治疗，根据病理类型、分子遗传学特征、是否为寡转移及患者的机体状态制定个体化治疗策略，以期最大程度延长生存时间、控制疾病进展、提高生活质量，使临床获益最大化。寡转移在药物治疗基础上，应予放疗/手术等局部治疗；部分广泛转移在全身药物治疗有效情况下，采用手术/放疗等局部治疗可延长局部控制时间、改善症状、提高患者生活质量，并可带来生存获益。

（1）寡转移患者的放疗策略。

寡转移目前定义为转移器官不超过3个（纵隔淋

巴结转移作为一个器官纳入），转移病灶不超过5个，是否可行根治性治疗等被认为是定义寡转移状态的重要因素。这部分患者如全身治疗有效（化疗、靶向治疗等），针对残存原发灶和（或）寡转移灶的积极局部治疗（SBRT、手术等），可能延长疾病控制时间和生存时间，获得潜在的根治效果。一项纳入寡转移LC的随机对照Ⅱ期试验结果显示，全身治疗有效后的局部治疗中位PFS延长9.8个月（14.2个月对比4.4个月，P=0.022），中位OS延长24.2个月（41.2个月对比17.0个月，P=0.017）；患者耐受好，无3级以上治疗相关AE；进展后接受局部治疗组的生存时间也更长（37.6个月对比9.4个月，P=0.034）。但目前仍缺乏高级别证据，寡转移Ⅳ期后的巩固局部治疗，应通过MDT to HIM讨论决定，建议参加临床研究。

脑转移LC治疗前依据GPA或Lung-mol GPA分级评估系统评分判断预后。根据症状、一般情况、脑转移灶数目、脑水肿程度及对功能的影响，颅外病灶是否控制、EGFR突变等因素，在全身治疗基础上，针对脑转移进行MDT to HIM制定合理整合治疗，具体包括SRS，SRT或全脑放疗（WBRT）、手术和药物治疗等，以达到控制病灶、改善症状、提高生活质量、延长生存时间的目的。

对驱动基因突变阴性脑转移，化疗或化疗+免疫治疗是基本治疗，预后好者，脑转移灶数目局限者，根据脑转移位置、大小，建议行SRS或SRT；N0574研究对1~3个脑转移病灶SRS后是否需WBRT的Ⅲ期临床试验，结果显示SRS+WBRT组虽可改善脑部病灶控制，但不能提高OS且生活质量（QOL）更差。因此，推荐首选局部SRT治疗。对难治性脑转移灶（≥3cm、位于关键结构如脑干，视神经装置和内囊内或附近、WBRT进展后的多个复发进展病灶等），降低分次剂量的HFRT可在保证局部控制率前提下显著降低治疗相关毒性。

对于驱动基因突变阳性Ⅳ期脑转移，在分子靶向治疗有效基础上，预后好的患者，如脑转移灶局限需考虑行SRS或SRT，反之全脑放疗可用于整合治疗。对无症状、病灶≥3个脑转移灶的EGFR基因突变，也可先行EGFR-TKIs全身治疗。Ⅲ期随机对照临床试验BRAIN研究头对头比较了EGFR-TKI和全脑放疗±化疗两种方式治疗无症状≥3个脑转移病灶EGFR突变阳性LC的疗效，结果显示埃克替尼显著延长颅内PFS，且优于全脑放疗±化疗组。目前尚无该人群一线TKI一线治疗基础上对比早放疗和晚放疗的高级别证据。两项回顾分析结果均显示，对有限个数（4个病灶以内）的脑转移，一线TKI联合SRS疗效显著优于推迟放疗，中位OS延长12~21个月，死亡风险下降46%~61%；

但对多发脑转移灶的一线 TKI 联合 WBRT 能否延长生存的结果不一致，一项分析显示可延长 5 个月，而另一项分析未发现 OS 有显著差异。因此，针对 EGFR 突变阳性的 LC 脑转移，推荐一线使用 EGFR-TKI 靶向治疗；是否一线联合放疗，建议开展临床试验；对 4 个以内的有限病灶，有条件推荐行 SRT 联合 TKI 治疗，可使 OS 获益最大。

脑转移灶的手术治疗对颅内单发、大于 4cm 或囊性坏死、部位适合、易于切除或水肿占位效应重、激素治疗效果欠佳、有脑疝风险或导致脑积水的患者，能迅速减轻相关症状，同时能获得肿瘤组织明确病理以及分子病理等信息。但对于脑干、丘脑、基底节等脑深部或功能区的转移瘤则不首选手术治疗。多项前瞻性和回顾性研究发现单发脑转移瘤手术+WBRT 较单纯手术能明显提高生存，术后再行 WBRT 显著降低颅内转移和相关死亡。NCCTG N107C/CEC·3 随机 Ⅲ 期临床试验发现脑转移瘤切除术后局部 SRS 或 WBRT 两组 OS 无差别，相比于 WBRT 组，SRS 组在保护神经认知功能生存方面有显著优势。因此，如条件允许推荐脑转移病灶切除术后行局部 SRS 进一步降低神经系统副反应。

（2）广泛转移患者放疗策略。

Ⅳ 期患者存在较大异质性，基于放疗的局部治疗作用，当转移灶压迫症状明显或有疼痛或骨相关事件高发者，建议姑息性胸腔放疗至少35 Gy/10 Fx。

　　Ⅳ期LC失败模式是在全身治疗基础上，以原发灶及区域淋巴结复发最早、最多，高达90%以上，因此，理论上认为将放疗与全身治疗相整合，优势互补，除姑息对症作用外，可在一定程度提高肿瘤控制的临床疗效：①驱动基因阴性的者，用含铂的两药联合方案化疗4~6个周期，全身有效治疗基础上，可考虑有效的局部治疗如放疗、手术等。研究表明，在晚期患者中放疗有明显生存获益，尤其是局部放疗达到根治性放疗剂量，能获得更好生存；可考虑原发病灶局部放疗，剂量首选>60Gy。②驱动基因阳性的晚期LC，在靶向治疗有效基础上，更多患者能从局部治疗参与中获得生存延长的获益，放疗参与宜在TKI药物治疗开始后2~3个月内进行。应用靶向药物治疗寡进展或缓慢进展也可从放疗等局部治疗获益。③晚期化疗联合免疫治疗的患者，KEYNOTE-001、PEMBRO-RT和Bauml研究均提示，在靶向及免疫参与的Ⅳ期LC治疗中，放疗参与有更多机会。但放疗的最佳分割剂量、靶区的数量、靶区范围、参与时机仍在临床研究中，目前临床试验建议放疗后再考虑免疫治疗，放疗技术优先考虑SBRT。

4　LC 的中医治疗

主要推荐：

（1）不适合或不接受手术、放疗、化疗、分子靶向或免疫治疗的，推荐中医辨证治疗。

（2）在围手术期、放疗、化疗、分子靶向或免疫治疗期间，推荐同步进行中医辨证治疗。

（3）无须手术后辅助治疗或术后辅助治疗结束后，推荐进行3年以上的中医治疗。

（4）经治疗后病情稳定的带瘤患者，推荐长期进行中医治疗。

注：

（1）中医药治疗 LC 的特色。

1）以人为本，病证结合。人体正气亏虚是 LC 发病的根本病因和预后转归的关键。

2）"治未病"思想。中医药治疗 LC 不仅适用于晚期、老年等不能耐受西医治疗者，在接受西医治疗的同时联合应用中医药，可以改善症状，减轻肿瘤治疗相关不良反应，提高治疗完成率，增加疗效。在一定程度上有控制肿瘤复发、转移、延长生存期和提高生活质量的作用。长期使用，对康复和调养有积极作用。

3）中医药防治 LC 机制研究。用现代科研技术，阐明中医防治LC的科学内涵。

（2）中医药治疗LC的方法。

1）中医药治疗LC的方法分为扶正与祛邪，两者辩证统一，相辅相成。扶正是根本，祛邪是目的，须根据机体正气盛衰、邪气强弱综合考虑。

2）扶正培本法是指采用补气、补血、补阳或补阴之法，以调整失调之阴阳，调补虚衰之气血，阴阳平衡，正气自复。治疗时必须仔细辨证，绝非面面俱到的"十全大补"。

3）祛邪法主要用于以邪实为主的肿瘤患者。临床应分清痰凝、毒聚（邪毒、热毒）、气滞、血瘀的不同，根据邪气强弱酌情使用。

（3）中医病因病机。

1）正气内虚：脏腑阴阳失调，正气虚损是患病的主要内在原因。

2）邪毒侵肺：外界风寒暑湿燥火等六淫之邪，侵淫肺脏，致肺气宣降失司，肺气膹郁，血行受阻，气滞血凝，日久而成积块。

3）痰湿内聚：饮食不节，劳倦过度，情志失调等因素，可致脾虚运化失调，聚湿生痰，痰贮肺络，肺气抑郁，宜降失司，痰凝毒聚，肿块逐渐形成。

详述：

中医认为，肺脏的虚证以阴虚、气阴两虚为多见，实证则包括气滞、血瘀、痰凝、毒聚的病理变化。因此，越来越多医家把正气虚损学说和邪毒痰湿学说整合起来，认为正虚是发生LC的内在基础，也是贯穿于本病发展全程的根本病机。LC是全身属虚、局部属实的疾病。对LC采用扶正治癌的思想指导临床，即以扶正培本为主，辅以清热解毒、软坚化痰的治疗，才能取得良好的疗效。

4.1 中医辨证论治

（1）治疗原则。

首先是以人为本，即从整体观出发，着眼于患病之人，鉴别单一或复合证候，通过辨证论治以治癌。其次是病证结合，即在辨证论治基础上，选用经过现代药理学证明具有抗癌作用的中草药、中成药。

（2）辨证分型与治疗。

1）脾虚痰湿型。

主要证候：咳嗽痰多，胸闷气短，纳少便溏，神疲乏力，面色少华，舌质淡胖有齿印，苔白腻，脉濡缓或濡滑。

治法：健脾化湿，理气化痰。

方药：六君子汤合二陈汤加减。党参、白术、茯苓、薏苡仁、陈皮、半夏、甘草、瓜蒌皮、石上柏、石见穿、白花蛇舌草、百部、紫苑等。

2）阴虚内热型。

主要证候：咳嗽无痰或少痰，或泡沫痰，或痰中带血，气急胸痛，低热，口干，盗汗，心烦失眠，舌质红或红绛，少苔或光剥无苔，脉细数。

治法：养阴清肺，润肺化痰。

方药：百合固金汤加减。百合、生地、北沙参、麦冬、杏仁、全瓜蒌、鱼腥草、白花蛇舌草、八月札、苦参、干蟾皮等。

3）气阴两虚型。

主要证候：咳嗽少痰或带血，咳声低弱，神疲乏力气短，自汗或盗汗，口干不多饮，舌质红或淡红，有齿印，苔薄，脉细弱。

治法：益气养阴，清热化痰。

方药：生脉散合沙参麦冬汤加减。生黄芪、生白术、北沙参、天冬、麦冬、杏仁、百部、瓜蒌皮、五味子、石上柏、石见穿、白花蛇舌草、夏枯草、生牡蛎等。

4）肾阳亏虚型。

主要证候：咳嗽气急，动则气促，胸闷乏力，耳鸣，腰酸膝软，畏寒肢冷，夜间尿频，或并见消瘦、口干不欲饮等症，舌质淡红或质淡而胖，苔薄白，脉细沉。

治法：滋阴温肾，消肿散结。

方药：沙参麦冬汤合赞育丹加减。北沙参、天冬、熟地黄、生地黄、玄参、肉苁蓉、仙茅、淫羊藿、石上柏、石见穿、王不留行、白花蛇舌草、夏枯草、生牡蛎、蚕蛹、薜荔果等。

5）气滞血瘀型。

主要证候：咳嗽不畅或有痰血，胸闷气急，胸胁胀痛或剧痛，痛有定处，颈部及胸壁青筋显露，唇甲紫暗，舌质暗红或青紫，舌有瘀斑，苔薄黄，脉弦或涩。

治法：理气消肿，活血化瘀。

方药：复元活血汤加减。桃仁、王不留行、丹参、莪术、蜂房、八月札、郁金、全瓜蒌、夏枯草、生牡蛎、海藻、昆布、山豆根、石见穿、白花蛇舌草、山慈菇等。

4.2 LC的中西医结合治疗

（1）手术的中医药治疗。

手术损伤机体正气，且术后仍有复发转移风险。中医通过辨病辨证，平衡阴阳、补益气血津液、调节脏腑经络功能，提高机体自身抗病能力。术前应用可为体虚者争取手术条件，术后治疗可以减少复发，防止转移，提高远期疗效。Ⅰ-ⅢA期LC术后中医辨证以肺脾气虚和气阴两虚为主，治疗以益气养血，健脾化湿，益气养阴为主。长期中药辨证治疗可预防或延缓LC根治术后复发、转移，Ⅰ期、Ⅱ期和ⅢA期的中位 DFS 分别为 67.36 个月、24.03 个月和 15.9 个月。推荐术后 1 周即可开始应用中医扶正祛邪、辨病辨证治疗。

（2）化疗的中医治疗。

中医认为化疗属于"药毒"，可引起不同程度的毒副反应，造成机体损伤，限制临床疗效。中医药与化疗联用，一方面运用理气和胃、补气养血、养阴清热、益肾健脾等方法，发挥扶正培本、平衡阴阳的作用，另一方面酌情采用软坚化痰、理气化瘀、清热解毒等中药，通过祛除邪气来加强扶正。

1）LC 手术后辅助化疗的中医治疗原则。

中医药治疗是 LC 的 DFS 的独立保护因素。ⅠB-ⅢA 期完全性切除术后 LC，推荐采用中医药联合辅助化疗的整合治疗方案，辨证属于气虚、阴虚多见，兼有余毒未清，采用益气、养阴、软坚、解毒等方法，可以延长 DFS，减轻化疗不良反应，改善临床症状及中医证候。临床分期越高，转移复发风险越大，ⅡA-ⅢB 期 LC 在辅助化疗结束后，应继续中医辨病辨证治疗，以益气、填精、解毒的方法，能降低术后复发转移率，改善患者生活质量和免疫功能，优于单纯辅助化疗方案。

2）晚期 LC 姑息化疗患者的中医治疗原则。

中医药干预可延长晚期 LC 生存期。对晚期 LC，应用中医整合方案（中医辨证汤剂、中药注射剂、中成药）联合化疗，在缩小及稳定病灶、抗远处转移、延长生存期、提高生存率等方面均有良好疗效，同时可减轻化疗毒副反应，在改善证候、体重、提高生存质量、提高免疫功能等方面也有良好作用。LC中，气阴两虚型占比最高，有学者以黄芪、北沙参、天冬、女贞子、石上柏、重楼等组成的中药复方益肺抗瘤饮（金复康）联合化疗，较单纯化疗相比，可以获得更好的中位OS，在远期生存率、远处转移率等疗效观察方面，化疗联合金复康，也体现了明显的优势。在晚期LC一线化疗后的维持治疗阶段，在延长生存时间方面，单纯中医整合方案治疗与维持化疗临床疗效相当，且具有更优的生活质量。

（3）放疗的中医治疗。

放疗归属于中医"祛邪"的治法范畴，然而放射线同时也会损伤正常的组织细胞，属于致病的"热毒"之邪。热邪伤阴耗气，会出现口干、便结、干咳、气短、乏力等气阴两伤症状。中医强调扶正以祛邪，祛邪不伤正，对于任何分期、有放疗指征的LC患者，均推荐在放疗同时联合中医药，辨证应用养阴生津、活血解毒、凉血补气等治疗原则，可提高放疗完成率，增加放疗近期疗效。同时减轻放疗后出现的食欲下降，口干咽燥，倦怠乏力等毒副反应，提高生活质量。

（4）靶向的中医治疗。

随着分子靶向治疗的飞速发展，部分晚期LC预后得到很大改善，但依然存在着一定的局限性，如耐药、不良反应等。中医推荐在靶向药物治疗同时联合中医辨证辨病治疗，以发挥增效减毒的疗效。

对EGFR突变阳性的ⅢA-Ⅳ期肺腺癌患者，接受TKIs治疗同时推荐应用辨证口服中药，运用益气温阳、养阴、益气养阴、软坚解毒等方法，可以获得更好的PFS，一线治疗的疗效优于二线治疗。2020年，一项纳入57项随机对照试验，总样本量为4266例，Ⅲ-Ⅳ期LC患者的Meta分析得到了类似结果，中医药联合EGFR-TKIs治疗有效率显著高于单独应用EGFR-TKIs。推荐基于中医辨证论治，应用中医整合治疗方法，包括中药静注、中药口服汤剂、中成药、颗粒剂等，治则以益气、养阴、清热化痰为主。一致认为中医药对EGFR-TKIs治疗肺癌有增效作用。

—— 第五章 ——————————————————

LC 的康复

主要推荐：

（1）LC 治愈性治疗后的随访。

1）LC 接受治愈性治疗后（包括以治愈为目标的手术、放疗或 MDT to HIM 整合治疗等），有必要密切随访，从而早期发现肿瘤复发、转移和新发原发 LC，并及时处理，以延长生存时间，改善生活质量。

2）接受治愈性治疗后无临床症状或症状稳定 LC，推荐治疗后前 5 年每 6 月随访 1 次，治疗后 5 年以上每年随访 1 次。

3）对出现新发症状或症状加重者，推荐立即随访。

4）根据治疗后恢复情况，酌情决定首次随访时间。

5）项目推荐：询问病史、体检和胸部 CT（平扫或增强）（推荐但存在争议）。

a.前两年，胸部（含双侧肾上腺）平扫或增强 CT 检查；两年后，胸部平扫或低剂量 CT 检查。

b.不推荐PET/CT作为常规随访手段。

c.不推荐常规头颅MRI检查、骨扫描、纤维支气管镜随访疾病复发转移。

d.不推荐使用外周血肿瘤标志物监测疾病复发。

（2）未接受根治性放疗的局部晚期和晚期LC的随访。

1）对无临床症状或症状稳定者，推荐治疗后每6～12周随访1次。

2）对出现相关新发症状或症状加重者，推荐立即随访。

3）随访项目推荐包括：询问病史、体检、胸部CT（平扫或者增强）。

4）根据合并的转移或侵犯部位等，调整相应的影像检查，包括头颅MRI、骨扫描等，或包括相应症状部位的适宜检查。

a.不建议采用PET/CT作为常规随访手段。

b.不推荐使用外周血肿瘤标志物监测疾病复发。

（3）其他随访推荐。

1）对临床上不适合或不愿意接受进一步治疗者，无须接受影像检查。推荐在随访策略中综合评估健康状况，合并慢性疾病，及患者的个人选择。

2）在随访过程中，应对患者吸烟状况进行评估，鼓励患者戒烟。

3）建议由MDT to HIM团队制定随访方案，并考虑个体化调整。

注：

癌症随访的目的主要是发现：①复发/转移；②新的原发癌；③治疗后的并发症等其他可能威胁生命/健康的情况。目前缺乏最佳随访频率、时机和随访方案的前瞻性随机对照研究结果，且至今无大规模随机对照研究证明LC患者治疗后随访能带来生存获益。

中国肿瘤整合诊治指南

— 第六章 ————————————

LC 分期整合治疗总则

1 LC整合治疗概述

　　LC整合治疗是指根据患者机体状况、肿瘤病理类型、肿瘤侵犯范围（疾病分期）、细胞分子生物学的改变，结合成本效益分析，有计划地、合理地整合运用现有各种有效治疗手段，以期较大幅度地提高治愈率并改善生活质量。整合治疗旨在尽可能保留器官主要功能的情况下延长生存并提高生活质量。LC的整合治疗有赖于对病情的综合评估、准确诊断，及MDT to HIM的有效协作。推荐构建以患者为中心的LC多学科团队（MDT to HIM）诊疗模式，以制定合理、有计划的整合治疗方案。LC的MDT团队应包括胸外科、呼吸内科、肿瘤内科或胸内科、放疗科、介入科（内镜科）、影像科、病理科等学科的专家。LC的MDT to HIM根据患者个体情况，结合最佳循证医学证据，制定可实施的最优化整合治疗方案。现今，手术治疗、放射治疗（简称放疗）、化学药物治疗（简称化疗）、分子靶向治疗和免疫治疗是肺癌治疗的五大常规疗法，其他有效治疗补充包括介入治疗和中医药治疗。

肺癌可分为 LC 和 SCLC，二者细胞生物学特性、治疗应答等存在较大差异，影响二者整合治疗方案的制定。目前 LC 的整合治疗包括手术、分子靶向治疗、化疗、放疗、免疫治疗及中医中药治疗等。近年来分子靶向治疗和免疫治疗的发展使 LC 的疗效有极大提高，改变了治疗格局。对于 LC，分子分型在制定整合治疗方案中发挥重要作用。SCLC 与 LC 相比，恶性程度更高，易发生远处转移，通常确诊时已转移，只有极少数有手术机会，目前 SCLC 的整合治疗以化疗、放疗和免疫为主，其分子分型尚在探索中。

2　Ⅰ期 LC 的综合治疗原则

（1）Ⅰ期 LC 首选治疗为解剖性肺叶切除加系统的肺门纵隔淋巴结取样或清扫术。ⅠA 期 LC 患者不推荐术后辅助治疗。EGFR 突变阳性的ⅠB 期 LC 完全切除术后，可考虑应用奥希替尼辅助治疗。EGFR 突变阴性的ⅠB 期 LC，肿瘤完全切除术后常规不推荐辅助化疗，对其中存在高危因素的患者，推荐 MDT to HIM 综合评估，结合评估意见及患者意愿，个别情况下可考虑术后辅助化疗（存在争议但推荐）。

（2）对医学原因不能接受肺叶切除加肺门纵隔淋

巴结清扫术的Ⅰ期LC患者可考虑行亚肺叶切除术（肺段切除和楔形切除术）加系统的肺门纵隔淋巴结取样或清扫术。

（3）不宜或不愿手术治疗的Ⅰ期LC，推荐立体定向放疗（SBRT）。

（4）不完全性切除的Ⅰ期LC，推荐再次手术±化疗或术后三维适形放疗±化疗。

3 Ⅱ期LC的综合治疗原则

（1）Ⅱ期LC首选治疗为解剖性肺叶切除加系统的肺门纵隔淋巴结取样或清扫术。EGFR突变阳性的Ⅱ期LC完全肿瘤切除术后推荐EGFR-TKI（奥希替尼，吉非替尼或埃克替尼）辅助治疗。EGFR突变阴性的Ⅱ期LC，完全性肿瘤切除术后推荐进行辅助化疗。

（2）对医学原因不能接受肺叶切除加肺门纵隔淋巴结清扫术的Ⅱ期LC患者考虑行亚肺叶切除术（肺段切除和楔形切除术）加系统的肺门纵隔淋巴结取样或清扫术。

（3）不宜或不愿手术治疗的Ⅱ期LC，推荐立体定向放疗（SBRT）或同步放化疗。

（4）不完全性切除的Ⅱ期LC，推荐再次手术+化疗或术后三维适形放疗+化疗。

4　Ⅲ期LC的综合治疗原则

Ⅲ期LC具有高度的临床、病理和分子异质性，在开始治疗前，推荐接受MDTto HIM诊疗评估，以制定最优化多学科整合治疗方案。Ⅲ期LC分为可手术和不可手术两大类。

（1）可手术的Ⅲ期LC，首选手术治疗，推荐解剖性肺叶切除术+系统的肺门纵隔淋巴结取样或清扫术。

1）临床单站N2纵隔淋巴结非巨块型转移（淋巴结<3cm），预期可完全切除，可行手术切除+辅助化疗或新辅助化疗+手术。

2）临床多站N2纵隔淋巴结转移，预期可完全切除，可行根治性同步放化疗或新辅助化疗±放疗+手术。

3）T3-4N1、T4N0非肺上沟瘤（侵犯胸壁、主支气管或纵隔），可行手术+辅助化疗或新辅助化疗±放疗+手术。

4）T3-4N1肺上沟瘤，行新辅助放化疗+手术。

5）ⅢA期的可切除LC，如分子诊断提示存在EGFR基因敏感突变，可行EGFR-TKI新辅助靶向治疗。

6）Ⅱ-ⅢB期的可切除LC，EGFR/ALK阴性，符合新辅助化疗指征者建议进入新辅助免疫治疗的临床试验。

7）临界可切除的局部晚期LC可诱导化疗、靶向治疗（EGFR敏感突变阳性患者）等多种治疗手段，再分期后重新评估手术可能性。

（2）Ⅲ期LC完全切除术后，推荐根据EGFR突变状态选择术后辅助治疗方案。

1）EGFR突变阳性的Ⅲ期LC完全切除术后推荐EGFR-TKI（奥希替尼，吉非替尼，埃克替尼或厄洛替尼）辅助治疗，优先推荐奥希替尼辅助治疗。

2）EGFR突变阴性的Ⅲ期LC，完全切除术后推荐进行辅助化疗；建议参加辅助免疫治疗临床试验。

3）完全性切除的Ⅲ期LC，不推荐辅助放疗。

4）不完全性切除的Ⅲ期LC，推荐术后放化疗。

（3）Ⅲ期不可手术LC患者，推荐同步放化疗+度伐利尤单抗巩固治疗。由于医学原因无法耐受同步化放疗者，可序贯化放疗

5 Ⅳ期驱动基因阳性LC的治疗原则

Ⅳ期LC经分子生物学检测后，根据分子分型指导药物治疗。常规检测基因包含EGFR突变、ALK融合、ROS1融合、RET重排、MET4外显子跳跃突变、BRAF V600E突变、KRAS G12C突变和NTRK融合。随着NGS检测技术的发展，建议一次性多基因检测。Ⅳ期驱动基因阳性LC的整合治疗原则如下：

（1）随着越来越多LC驱动基因的发现和相应特异治疗药物的上市，推荐采用高通量检测方法一次性发现可靶向的驱动基因并一线使用相应的靶向药物治疗。

（2）同一情况下可选择的药物和方法越来越多，需要建立一个兼顾疗效、安全性、生存质量和补偿机制的整合评分系统，让患者得到较为理想的治疗价值。

（3）对靶向治疗中获益明显并持久者，经MDT to HIM整合评估，推荐对残留病灶进行局部治疗（包括但不限于手术、放疗、消融等），局部治疗手段的选择以"最小创伤、最大获益"为原则。

（4）一线靶向治疗后寡进展的患者，经MDT to HIM整合评估，推荐继续原TKI治疗+局部治疗。

（5）一线靶向治疗后广泛进展者，推荐再活检或ctDNA检测，具有明确耐药机制并有相应克服耐药的靶向治疗药物的患者，推荐使用相应克服耐药的靶向治疗药物。没有明确耐药机制或虽有明确耐药机制但无相应克服耐药的靶向治疗药物的患者，参照驱动基因阴性IV期LC的治疗推荐，也可进入新药临床试验。

（6）驱动基因阳性LC脑转移者，一线优先推荐针对该驱动基因的靶向治疗。靶向治疗过程中颅外病灶稳定而颅内病灶进展者，推荐继续原靶向治疗加颅内病灶的局部治疗，可采用SRT或手术切除脑转移瘤；如颅内病灶数量或大小不适合SRT或手术治疗，可行WBRT。

（7）驱动基因阳性LC脑膜转移者，推荐脑脊液基因检测指导靶向治疗药物的选择，也可行全脑放疗，并探索鞘内注射疗法。

（8）驱动基因阳性LC寡转移者（包括脑寡转移、肾上腺寡转移、肺部寡转移），整合治疗以系统治疗和局部治疗并重为原则。推荐MDT to HIM整合评估原发病灶、区域淋巴结和寡转移病灶的手术可能性，在靶向治疗基础上，对原发病灶和寡转移病灶采取同期或异期手术治疗。不适合手术治疗的可进行放疗。手术或放疗后继续靶向治疗。

（9）驱动基因阳性并接受靶向治疗的Ⅳ期LC，可进行ctDNA监测。治疗过程中ctDNA动态变化有助于对预后和疗效的判断。靶向治疗耐药时，ctDNA检测有助于发现耐药机制。对于ctDNA检测阴性，推荐组织活检。对系统治疗或系统+局部治疗达到CR的患者，可进行探索性MRD检测（存在争议但推荐）。

（10）推荐驱动基因阳性者进入新型靶向治疗药物的临床试验。

6 Ⅳ期驱动基因阴性LC的整合治疗原则

驱动基因阴性指EGFR突变、ALK重排、ROS-1

重排、c-Met14外显子跳跃突变、RET重排等明确驱动基因检测为阴性。Ⅳ期驱动基因阴性LC的整合治疗原则如下：

（1）推荐驱动基因阴性LC初始治疗前行PD-L1表达程度的免疫组化检测。

（2）对PD-L1≥50%，一线治疗优先推荐免疫单药治疗，也可考虑免疫联合化疗。

（3）不论PD-L1表达如何，一线治疗均可推荐免疫联合化疗，对PD-L1 1%~49%，一线治疗也可选择免疫单药治疗。

（4）不适合免疫联合化疗的驱动基因阴性Ⅳ期LC，一线推荐抗血管生成治疗联合化疗。

（5）PS=2的驱动基因阴性Ⅳ期LC一线推荐单药化疗。

（6）一线未接受过免疫治疗的驱动基因阴性Ⅳ期LC，二线优先推荐免疫单药治疗；一线接受过免疫治疗的驱动基因阴性Ⅳ期LC，二线优先推荐化疗或化疗联合抗血管生成治疗。

（7）推荐安罗替尼用于既往至少接受过2种系统化疗后出现进展或复发的局部晚期或转移性LC（鳞癌限外周型）的治疗。

（8）推荐驱动基因阴性患者进入临床试验。

参考文献

[1] Global Cancer Observatory；Cancer Today. Lyon，France；International Agency for Research on Cancer. Available from；https；//gco.iarc.fr/today/home.

[2] Global Burden of Disease Collaborative Network. Global Burden of Disease Study 2019（GBD 2019）Results. Seattle，United States；Institute for Health Metrics and Evaluation（IHME），2020. Available from；http；//ghdx.healthdata.org/gbd-results-tool.

[3] Siwei Zhang，Kexin Sun，Rongshou Zheng，et al，Cancer incidence and mortality in China，2015. Journal of the National Cancer Center（2020）.

[4] Zeng H，Chen W，Zheng R，et al. Changing cancer survival in China during 2003-15；a pooled analysis of 17 population-based cancer registries[J]. Lancet Glob Health，2018，6（5）；e555-567.

[5] PDQ® Screening and Prevention Editorial Board. PDQ lung cancer prevention. Bethesda，MD；National Cancer Institute. Updated 2021-05-12. ［EB/OL］https；//www.cancer.gov/types/lung/hp/lung-prevention-pdq.

[6] 樊代明主编，整合肿瘤学，科学出版社，2021年

[7] Chen W，Zheng R，Baade PD，et al. Cancer statistics in China，2015. CA Cancer J Clin. 2016；66（2）；115-132. doi；10.3322/caac.21338

[8] Sun KX，Zheng RS，Zeng HM，et al. Zhonghua Zhong Liu Za Zhi. 2018；40（11）；805-811. doi；10.3760/cma.j.issn.0253-3766.2018.11.002

[9] International Early Lung Cancer Action Program Investigators. International Early Lung Cancer Action Program protocol. Avail-

able at；www.IELCAP.org/protocols Accessed June 6，2020.

[10] Zhu LY，Xu YJ，Liang D，Chen P. Zhonghua Jie He He Hu Xi Za Zhi. 2012；35（6）；419-422.

[11] WHO Classification of Tumours Editorial Bord；World Health Organization Classification of tumours 5th Edition. Thoracic tumours. Lyon（France）；ⅠARC Press，2021.

[12] Travis WD，Dacic S，Wistuba I，Yatabe Y，Adusumilli P，et al. ⅠASLC Multidisciplinary Recommendations for Pathologic Assessment of Lung Cancer Resection Specimens After Neoadjuvant Therapy. J Thorac Oncol. 2020 05；15（5）；709-740.

[13] 国家肿瘤质控中心肺癌质控专家委员会；执笔人；曲杨，颜黎栩，孙巍，谭锋维；通信作者；应建明，林冬梅，赫捷.非小细胞肺癌新辅助治疗疗效病理评估专家共识.中华病理学杂志，2021，50（9）；1002-1007.

[14] 中国抗癌协会肿瘤病理专业委员会肺癌学组，中国抗癌协会肺癌专业委员会，PD-L1检测共识专家组；非小细胞肺癌 PD-L1 免疫组织化学检测规范中国专家共识[J]. 中国肺癌杂志，23（9）；733-740，2020.

[15] Gandara DR，Paul SM，Kowanetz M，et al；Blood-based tumor mutational burden as a predictor of clinical benefit in non-small-cell lung cancer patients treated with atezolizumab. Nat Med 24；1441-1448，2018

[16] Ginsberg RJ，Rubinstein LV. Randomized trial of lobectomy versus limited resection for T1N0 non-small cell lung cancer. Lung Cancer Study Group. Ann Thorac Surg 1995；60；615-622.

[17] Veluswamy RR，Ezer N，Mhango G et al. Limited resection versus lobectomy for older patients with early stage lung cancer；impact of histology. J Clin Oncol 2015；33；3447-3453.

[18] Koike T, Kitahara A, Sato S et al. Lobectomy versus segmen-
tectomy in radiologically pure solid small-sized non-small cell
lung cancer. Ann Thorac Surg 2016; 101; 1354 - 1360.

[19] Kenji Suzuki, Shunichi Watanabe, Masashi Wakabayashi, et
al. A Single-arm Study of Sublobar Resection for Ground Glass
Opacity Dominant Peripheral Lung Cancer. J Thorac Cardiovasc
Surg. 2020.

[20] Lardinois D, De Leyn P, Van Schil P, et al. ESTS guidelines
for intraoperative lymph node staging in non-small cell lung
cancer. Eur J Cardiothorac Surg. 2006; 30 (5); 787 - 792.

[21] Detterbeck F, Puchalski J, Rubinowitz A, Cheng D. Classifi-
cation of the thoroughness of mediastinal staging of lung cancer.
Chest. 2010; 137 (2); 436 - 442.

[22] Darling GE, Allen MS, Decker PA, et al. Randomized trial of
mediastinal lymph node sampling versus complete lymphade-
nectomy during pulmonary resection in the patient with N0 or
N1 (less than hilar) non-small cell carcinoma; results of the
American College of Surgery Oncology Group Z0030 Trial. J
Thorac Cardiovasc Surg. 2011; 141 (3); 662 - 670.

[23] Izbicki JR, Passlick B, Pantel K, et al. Effectiveness of radi-
cal systematic mediastinal lymphadenectomy in patients with re-
sectable non-small cell lung cancer; results of a prospective
randomized trial. Ann Surg. 1998; 227 (1); 138 - 144.

[24] Ishiguro F, Matsuo K, Fukui T, Mori S, Hatooka S, Mitsu-
domi T. Effect of selective lymph node dissection based on pat-
terns of lobe-specific lymph node metastases on patient out-
come in patients with resectable non-small cell lung cancer; a
large-scale retrospective cohort study applying a propensity
score. J Thorac Cardiovasc Surg. 2010; 139 (4); 1001 -
1006.

[25] Group NM-aC; Preoperative chemotherapy for non-small-cell

lung cancer: a systematic review and meta-analysis of individual participant data. Lancet 383: 1561-71, 2014

[26] van Meerbeeck JP, Kramer GW, Van Schil PE, et al: Randomized controlled trial of resection versus radiotherapy after induction chemotherapy in stage ⅢA-N2 non-small-cell lung cancer. J Natl Cancer Inst 99: 442-50, 2007

[27] Albain KS, Swann RS, Rusch VW, et al: Radiotherapy plus chemotherapy with or without surgical resection for stage III non-small-cell lung cancer: a phase III randomised controlled trial. Lancet 374: 379-86, 2009

[28] Thomas M, Rube C, Hoffknecht P, et al: Effect of preoperative chemoradiation in addition to preoperative chemotherapy: a randomised trial in stage III non-small-cell lung cancer. Lancet Oncol 9: 636-48, 2008

[29] Pless M, Stupp R, Ris HB, et al: Induction chemoradiation in stage ⅢA/N2 non-small-cell lung cancer: a phase 3 randomised trial. Lancet 386: 1049-56, 2015

[30] Forde PM, Chaft JE, Smith KN, et al: Neoadjuvant PD-1 Blockade in Resectable Lung Cancer. N Engl J Med 378: 1976-1986, 2018

[31] Gao S, Li N, Gao S, et al: Neoadjuvant PD-1 inhibitor (Sintilimab) in NSCLC. J Thorac Oncol 15: 816-826, 2020

[32] Provencio M, Nadal E, Insa A, et al: Neoadjuvant chemotherapy and nivolumab in resectable non-small-cell lung cancer (NADIM): an open-label, multicentre, single-arm, phase 2 trial. Lancet Oncol 21: 1413-1422, 2020

[33] Zhong WZ, Chen KN, Chen C, et al: Erlotinib Versus Gemcitabine Plus Cisplatin as Neoadjuvant Treatment of Stage ⅢA-N2 EGFR-Mutant Non-Small-Cell Lung Cancer (EMERGING-CTONG 1103): A Randomized Phase II Study. J Clin Oncol 37: 2235-2245, 2019

[34] Pignon JP, Tribodet H, Scagliotti GV, et al. Lung adjuvant cisplatin evaluation; a pooled analysis by the LACE Collaborative Group[J]. J Clin Oncol, 2008, 26 (21); 3552-3559

[35] Biagi JJ, Raphael MJ, Mackillop WJ, et al. Association between time to initiation of adjuvant chemotherapy and survival in colorectal cancer; a systematic review and meta-analysis [J]. JAMA, 2011, 305 (22); 2335-2342

[36] Kelly K, Altorki NK, Eberhardt WE, et al. Adjuvant Erlotinib Versus Placebo in Patients With Stage I B-III A Non-Small-Cell Lung Cancer (RAD I ANT); A Randomized, Double-Blind, Phase III Trial[J]. J Clin Oncol, 2015, 33 (34); 4007-4014.

[37] Zhong WZ, Wang Q, Mao WM, et al. Gefitinib versus vinorelbine plus cisplatin as adjuvant treatment for stage II -III A (N1-N2) EGFR - mutant NSCLC (ADJUVANT / CTONG1104); a randomised, open-label, phase 3 study[J]. Lancet Oncol, 2018, 19 (1); 139-148.

[38] Yue D, Xu S, Wang Q, et al. Erlotinib versus vinorelbine plus cisplatin as adjuvant therapy in Chinese patients with stage III A EGFR mutation-positive non-small-cell lung cancer (EV-AN); a randomised, open -label, phase 2 trial[J]. Lancet Respir Med, 2018, 6 (11); 863-873.

[39] Wu YL, Tsuboi M, He J, et al. Osimertinib in Resected EG-FR-Mutated Non-Small-Cell Lung Cancer[J]. N Engl J Med, 2020, 383 (18); 1711-1723.

[40] Pi C, Xu CR, Zhang MF, et al. EGFR mutations in early-stage and advanced-stage lung adenocarcinoma; Analysis based on large-scale data from China[J]. Thorac Cancer, 2018, 9 (7); 814-819.

[41] PORT Meta-analysis Trialists Group. Postoperative radiotherapy in non-small-cell lung cancer; systematic review and me-

ta-analysis of individual patient data from nine randomised controlled trials[J]. Lancet (London, England), 1998, 352 (9124): 257-263.

[42] Park SY, Lee JG, Kim J, et al. Efficacy of platinum-based adjuvant chemotherapy in T2aN0 stage I B non-small cell lung cancer[J]. J Cardiothorac Surg, 2013, 8; 151.

[43] Strauss GM, Herndon JE, Maddaus MA, et al. Adjuvant paclitaxel plus carboplatin compared with observation in stage I B non-small-cell lung cancer; CALGB 9633 with the Cancer and Leukemia Group B, Radiation Therapy Oncology Group, and North Central Cancer Treatment Group Study Groups[J]. J Clin Oncol, 2008, 26 (31): 5043-5051.

[44] Butts CA, Ding K, Seymour L, et al. Randomized phase III trial of vinorelbine plus cisplatin compared with observation in completely resected stage I B and II non-small-cell lung cancer; updated survival analysis of JBR-10[J]. J Clin Oncol, 2010, 28 (1); 29-34.

[45] Arriagada R, Auperin A, Burdett S, et al. Adjuvant chemotherapy, with or without postoperative radiotherapy, in operable non-small-cell lung cancer; two meta-analyses of individual patient data[J]. Lancet (London, England) . 2010, 375 (9722): 1267-1277.

[46] Antonin Levy, Lizza E.L. Hendriks, Thierry Berghmans, et al. EORTC Lung Cancer Group survey on the de fi nition of NSCLC synchronous oligometastatic disease. European Journal of Cancer 2019, 122 ; 109-114

[47] Hanagiri T, Takenaka M, Oka S, et al. R esults of a surgical resection for patients with stage IV non-small-cell lung cancer. Clin Lung Cancer, 2012; 13 (3); 220-224.

[48] Ashworth AB, Senan S, Palma DA, et al. An individual patient data meta- analysis of outcomes and prognostic factors af-

ter treatment of oligometastatic non-small-cell lung cancer. Clin Lung Cancer, 2014; 15 (5); 346.

[49] Park K, Tan EH, O'Byrne K, Zhang L, Boyer M, Mok T et al. Afatinib versus gefitinib as first-line treatment of patients with EGFR mutation -positive non-small-cell lung cancer (LUX-Lung 7); a phase 2B, open-label, randomised controlled trial. Lancet Oncol 2016; 17; 577-589.

[50] Wu YL, Cheng Y, Zhou X, Lee KH, Nakagawa K, Niho S et al. Dacomitinib versus gefitinib as first-line treatment for patients with EGFR-mutation-positive non-small-cell lung cancer (ARCHER 1050); a randomised, open-label, phase 3 trial. Lancet Oncol 2017; 18; 1454 1466.

[51] Gray JE, Okamoto I, Sriuranpong V, Vansteenkiste J, Imamura F, Lee JS et al. Tissue and Plasma EGFR Mutation Analysis in the FLAURA Trial; Osimertinib versus Comparator EGFR Tyrosine Kinase Inhibitor as First-Line Treatment in Patients with EGFR-Mutated Advanced Non-Small Cell Lung Cancer. Clin Cancer Res 2019; 25; 6644-6652.

[52] Yang JC, Sequist LV, Geater SL, Tsai CM, Mok TS, Schuler M et al. Clinical activity of afatinib in patients with advanced non-small-cell lung cancer harbouring uncommon EGFR mutations; a combined post-hoc analysis of LUX-Lung 2, LUX-Lung 3, and LUX-Lung 6. Lancet Oncol 2015; 16; 830-838.

[53] Wu YL, Lee JS, Thongprasert S, Yu CJ, Zhang L, Ladrera G et al. Intercalated combination of chemotherapy and erlotinib for patients with advanced stage non-small-cell lung cancer (FASTACT-2); a randomised, double-blind trial. Lancet Oncol 2013; 14; 777-786.

[54] Zhou Q, Xu CR, Cheng Y, Liu YP, Chen GY, Cui JW et al. Bevacizumab plus erlotinib in Chinese patients with untreat-

ed, EGFR-mutated, advanced NSCLC (ARTEMIS-CTONG1509); A multicenter phase 3 study. Cancer Cell 2021; 39; 1279-1291.e1273.

[55] Wu YL, Ahn MJ, Garassino MC, Han JY, Katakami N, Kim HR et al. CNS Efficacy of Osimertinib in Patients With T790M-Positive Advanced Non-Small-Cell Lung Cancer; Data From a Randomized Phase III Trial (AURA3). J Clin Oncol 2018; 36; 2702-2709.

[56] Solomon BJ, Kim DW, Wu YL, Nakagawa K, Mekhail T, Felip E et al. Final Overall Survival Analysis From a Study Comparing First-Line Crizotinib Versus Chemotherapy in ALK-Mutation-Positive Non-Small-Cell Lung Cancer. J Clin Oncol 2018; 36; 2251-2258

[57] Soria JC, Tan DSW, Chiari R, Wu YL, Paz-Ares L, Wolf J et al. First-line ceritinib versus platinum-based chemotherapy in advanced ALK-rearranged non-small-cell lung cancer (ASCEND-4); a randomised, open-label, phase 3 study. Lancet 2017; 389; 917-929.

[58] Camidge DR, Dziadziuszko R, Peters S, Mok T, Noe J, Nowicka M et al. Updated Efficacy and Safety Data and Impact of the EML4-ALK Fusion Variant on the Efficacy of Alectinib in Untreated ALK-Positive Advanced Non – Small Cell Lung Cancer in the Global Phase III ALEX Study. J Thorac Oncol 2019; 14; 1233-1243.

[59] Camidge DR, Kim HR, Ahn MJ, Yang JCH, Han JY, Hochmair MJ et al. Brigatinib Versus Crizotinib in Advanced ALK Inhibitor-Naive ALK-Positive Non-Small Cell Lung Cancer; Second Interim Analysis of the Phase III ALTA-1L Trial. J Clin Oncol 2020; 38; 3592-3603.

[60] Shaw AT, Bauer TM, de Marinis F, Felip E, Goto Y, Liu G et al. First-Line Lorlatinib or Crizotinib in Advanced ALK-Pos-

itive Lung Cancer. N Engl J Med 2020；383；2018-2029.

[61] 26.Yang Y，Zhou J，Zhou J，Feng J，Zhuang W，Chen J et al. Efficacy，safety，and biomarker analysis of ensartinib in crizotinib-resistant，ALK-positive non-small-cell lung cancer；a multicentre，phase 2 trial. Lancet Respir Med 2020；8；45-53.

[62] Shaw AT，Ou SH，Bang YJ，Camidge DR，Solomon BJ，Salgia R et al. Crizotinib in ROS1-rearranged non-small-cell lung cancer. N Engl J Med 2014；371；1963-1971

[63] Drilon A，Siena S，Ou SI，Patel M，Ahn MJ，Lee J et al. Safety and Antitumor Activity of the Multitargeted Pan-TRK，ROS1，and ALK Inhibitor Entrectinib；Combined Results from Two Phase I Trials （ALKA-372-001 and STARTRK-1）. Cancer Discov 2017；7；400-409.

[64] Lu S，Fang J，Li X，Cao L，Zhou J，Guo Q et al. Phase II study of savolitinib in patients （pts） with pulmonary sarcomatoid carcinoma （PSC） and other types of non-small cell lung cancer （NSCLC） harboring MET exon 14 skipping mutations （METex14+）. American Society of Clinical Oncology，2020.

[65] Reck M，Rodríguez-Abreu D，Robinson AG，et al. Five-Year Outcomes With Pembrolizumab Versus Chemotherapy for Metastatic Non-Small-Cell Lung Cancer With PD-L1 Tumor Proportion Score ≥ 50. J Clin Oncol. 2021 Jul 20；39 （21）；2339-2349.

[66] Mok TSK，Wu YL，Kudaba I，et al. Pembrolizumab versus chemotherapy for previously untreated，PD-L1-expressing，locally advanced or metastatic non-small-cell lung cancer （KEYNOTE-042）；a randomised，open-label，controlled，phase 3 trial[J]. Lancet，2019，393 （10183）；1819-1830.

[67] Herbst RS，Giaccone G，de Marinis F，et al. Atezolizumab for First-Line Treatment of PD-L1-Selected Patients with

NSCLC. N Engl J Med. 2020 Oct 1；383（14）；1328-1339.

[68] Nishio M，Barlesi F，West H，et al. Atezolizumab Plus Che-
motherapy for First-Line Treatment of Nonsquamous NSCLC；
Results From the Randomized Phase 3 IMpower132 Trial. J Tho-
rac Oncol. 2021 Apr；16（4）；653-664.

[69] Rodríguez-Abreu D，Powell SF，et al. Pemetrexed plus plati-
num with or without pembrolizumab in patients with previously
untreated metastatic nonsquamous NSCLC；protocol-specified
final analysis from KEYNOTE-189. Ann Oncol. 2021 Jul；32
（7）；881-895.

[70] Zhou C，Chen G，Huang Y，et al. Camrelizumab plus carbo-
platin and pemetrexed versus chemotherapy alone in chemother-
apy-naive patients with advanced non-squamous non-small-
cell lung cancer（CameL）；a randomised，open-label，mul-
ticentre，phase 3 trial. Lancet Respir Med. 2021 Mar；9（3）；
305-314.

[71] Lu S，Wang J，Yu Y，et al. Tislelizumab Plus Chemotherapy
as First-line Treatment for Locally Advanced or Metastatic Non
squamous Non-Small Cell Lung Cancer（RATIONALE 304）；
A Randomized Phase 3 Trial. J Thorac Oncol，2021，S1556-
0864（21）02176-6.

[72] Yang Y，Wang Z，Fang J，et al. Efficacy and safety of sintil-
imab plus pemetrexed and platinum as first-line treatment for
locally advanced or metastatic nonsquamous NSCLC；A ran-
domized，double-blind，phase 3 study（Oncology pRogram
by InnovENT anti-PD-1-11）. J Thorac Oncol，2020，15
（10）；1636-1646.

[73] Zhou C，Wu YL，Chen G，et al. BEYOND；A Randomized，
Double-Blind，Placebo-Controlled，Multicenter，Phase III
Study of First-Line Carboplatin/Paclitaxel Plus Bevacizumab or
Placebo in Chinese Patients With Advanced or Recurrent Non-

squamous Non-Small-Cell Lung Cancer. J Clin Oncol. 2015 Jul 1；33（19）；2197-204.

[74] Paz-Ares LG，de Marinis F，Dediu M，et al. PARA-MOUNT；Final overall survival results of the phase III study of maintenance pemetrexed versus placebo immediately after induction treatment with pemetrexed plus cisplatin for advanced nonsquamous non-small-cell lung cancer. J Clin Oncol. 2013；31；2895‐902.

[75] Seto T，Azuma K，Yamanaka T，et al. Randomized Phase III Study of Continuation Maintenance Bevacizumab With or Without Pemetrexed in Advanced Nonsquamous Non-Small-Cell Lung Cancer；COMPASS（WJOG5610L）. J Clin Oncol. 2020 Mar 10；38（8）；793-803.

[76] Chu T，Lu J，Bi M，et al. Equivalent efficacy study of QL1101 and bevacizumab on untreated advanced non-squamous non-small cell lung cancer patients；a phase 3 randomized，double-blind clinical trial. Cancer Biol Med. 2021 Mar12；18（3）；816‐24.

[77] Reck M，Mok TSK，Nishio M，et al. Atezolizumab plus bevacizumab and chemotherapy in non-small-cell lung cancer（IMpower150）；Key subgroup analyses of patients with EGFR mutations or baseline liver metastases in a randomised，open-label phase 3 trial. Lancet Respir Med，2019，7（5）；387-401.

[78] 戴月娣，陶莉，李安琪，等.重组人血管内皮抑制素联合长春瑞滨和顺铂一线治疗晚期非小细胞肺癌的临床观察.肿瘤，2011，31（5）；5.

[79] Paz-Ares L，Vicente D，Tafreshi A，et al. A Randomized，Placebo-Controlled Trial of Pembrolizumab Plus Chemotherapy in Patients With Metastatic Squamous Non-Small-Cell Lung Cancer；Protocol-Specified Final Analysis of KEYNOTE-

407. J Thorac Oncol，2020，S1556-0864（20）30500-1.

[80] Cheng Y，Zhang L，Hu J，et al. Pembrolizumab Plus Chemotherapy for Chinese Patients With Metastatic Squamous NSCLC in KEYNOTE-407. JTO Clin Res Rep. 2021 Sep 25；2（10）：100225.

[81] Wang J，Lu S，et al. Tislelizumab Plus Chemotherapy vs Chemotherapy Alone as First-line Treatment for Advanced Squamous Non-Small-Cell Lung Cancer；A Phase 3 Randomized Clinical Trial. JAMA Oncol. 2021 May 1；7（5）：709-717.

[82] Zhou C，Wu L，et al. Sintilimab Plus Platinum and Gemcitabine as First-Line Treatment for Advanced or Metastatic Squamous NSCLC；Results From a Randomized，Double-Blind，Phase 3 Trial（ORIENT-12）. J Thorac Oncol. 2021 May 25；S1556-0864（21）02128-6.

[83] Camrelizumab or placebo plus carboplatin and paclitaxel as first-line treatment for advanced squamous NSCLC（CameL-sq）；A randomized，double-blind，multicenter，phase III trial.ELCC 2021.

[84] Borghaei H，Gettinger S，Vokes EE，et al. Five-Year Outcomes From the Randomized，Phase III Trials CheckMate 017 and 057；Nivolumab Versus Docetaxel in Previously Treated Non-Small-Cell Lung Cancer. J Clin Oncol. 2021 Mar 1；39（7）：723-733. doi：10.1200/JCO.20.01605. Epub 2021 Jan 15. Erratum in：J Clin Oncol. 2021 Apr 1；39（10）：1190.

[85] Wu YL，Lu S，Cheng Y，et al. Nivolumab Versus Docetaxel in a Predominantly Chinese Patient Population With Previously Treated Advanced NSCLC；CheckMate 078 Randomized Phase Ⅲ Clinical Trial. J Thorac Oncol，2019，14（5）：867-875.

[86] Herbst RS，Baas P，Kim DW，et al. Pembrolizumab versus docetaxel for previously treated，PD-L1-positive，advanced

non-small-cell lung cancer （KEYNOTE-010）; a randomised controlled trial. Lancet. 2016 Apr 9; 387 （10027）; 1540-1550.

[87] Mazieres J, Rittmeyer A, Gadgeel S, et al.Atezolizumab Versus Docetaxel in Pretreated Patients With NSCLC; Final Results From the Randomized Phase 2 POPLAR and Phase 3 OAK Clinical Trials. J Thorac Oncol. 2021 Jan; 16 （1）; 140-150.

[88] Zhou C, Huang D, Yu X, et al. Results from RATIONALE 303; A global Phase 3 study of tislelizumab versus docetaxel as second or third - line therapy for patients with locally advanced or metastatic NSCLC. Cancer Res, 2021, 81 （13-Suppl）; Abstract nr CT039.

[89] CT041 - ORIENT-3; A randomized, open-label, phase 3 study of sintilimab versus docetaxel in previously treated advanced/metastatic squamous non-small-cell lung cancer （sqN-SCLC）. AACR 2021

[90] Han B, Li K, Wang Q, et al. Effect of Anlotinib as a Third-Line or Further Treatment on Overall Survival of Patients With Advanced Non-Small Cell Lung Cancer; The ALTER 0303 Phase 3 Randomized Clinical Trial. JAMA Oncol. 2018 Nov 1; 4 （11）; 1569-1575.

[91] Ball D, Mai GT, Vinod S, et al. Stereotactic ablative radiotherapy versus standard radiotherapy in stage 1 non-small-cell lung cancer （trog 09.02 chisel）; A phase 3, open-label, randomised controlled trial. The Lancet Oncology 2019; 20; 494-503.

[92] Chang JY, Senan S, Paul MA, et al. Stereotactic ablative radiotherapy versus lobectomy for operable stage i non-small-cell lung cancer; A pooled analysis of two randomised trials. The Lancet Oncology 2015; 16; 630-637.

[93] Wang EH, Corso CD, Rutter CE, et al. Postoperative Radia-

tion Therapy Is Associated With Improved Overall Survival in Incompletely Resected Stage II and III Non-Small-Cell Lung Cancer. J Clin Oncol 2015, 33 (25); 2727-2734.

[94] Marino P, Preatoni A, Cantoni A. Randomized trials of radiotherapy alone versus combined chemotherapy and radiotherapy in stages IIIa and IIIb nonsmall cell lung cancer. A meta-analysis. Cancer. 1995, 76 (4); 593-601.

[95] Antonia, S.J., A. Villegas, D. Daniel,, et al. Overall Survival with Durvalumab after Chemoradiotherapy in Stage III NSCLC. N Engl J Med. 2018, 379; 2342-2350.

[96] Bi N, Ma Y, Xiao J, Zhang H, Xu Y, et al. A Phase II Trial of Concurrent Temozolomide and Hypofractionated Stereotactic Radiotherapy for Complex Brain Metastases. Oncologist. 2019, 24 (9); e914-e920. DOI; 10.1634 / theoncologist.2018-0702.

[97] Brown PD, Ballman KV, Cerhan JH, et al. Postoperative stereotactic radiosurgery compared with whole brain radiotherapy for resected metastatic brain disease (NCCTG N107C/CEC · 3); a multicentre, randomised, controlled, phase 3 trial. Lancet Oncol. 2017, 18 (8); 1049-1060.

[98] Theelen W, Peulen HMU, Lalezari F, et al. Effect of Pembrolizumab After Stereotactic Body Radiotherapy vs Pembrolizumab Alone on Tumor Response in Patients With Advanced Non-Small Cell Lung Cancer; Results of the PEMBRO-RT Phase 2 Randomized Clinical Trial. JAMA Oncol 2019.

[99] Bauml JM, Mick R, et al. Pembrolizumab After Completion of Locally Ablative Therapy for Oligometastatic Non-Small Cell Lung Cancer; A Phase 2 Trial. JAMA Oncol 2019.

[100] 刘嘉湘. 中医扶正法在肿瘤治疗中的应用[J]. 新医药学杂志, 1974, (11); 14-20.

[101] Guo H, Liu JX, Li H, et al. In Metastatic Non-small cell

Lung Cancer Platinum-Based Treated Patients, Herbal Treatment Improves the Quality of Life. A Prospective Randomized Controlled Clinical Trial. Front Pharmacol, 2017, 8; 454.

[102] 刘嘉湘, 施志明, 徐振晔等. 滋阴生津, 益气温阳法治疗晚期原发性肺腺癌的临床研究[J]. 中医杂志, 1995, (3); 155-158+132

[103] 刘嘉湘, 施志明, 李和根等, 益肺抗瘤饮治疗271例非小细胞肺癌临床观察[J]. 上海中医药杂志, 2001 (02); 4-6.

[104] Jiang Y, Liu LS, Shen LP, et al. Traditional Chinese Medicine treatment as maintenance therapy in advanced non-small-cell lung cancer; A randomized controlled trial. Complement Ther Med, 2016, 24; 55-62.

[105] 田建辉, 席志超, 罗斌, 阙祖俊, 徐宏喜, 刘嘉湘. "扶正治癌" 理论的科学内涵[J]. 世界科学技术-中医药现代化, 2019, 21 (05); 943-948.

[106] 刘嘉湘, 金长娟. 肺癌的中医治疗. 见廖美琳、周允中. 肺癌 (第三版)[M]. 上海: 上海科技出版社, 2012: 520-536.

[107] 郑筱萸. 中药新药临床研究指导原则[M]. 北京; 中国医药科技出版社, 2002; 217-218

[108] 花宝金 中医临床诊疗指南释义•肿瘤疾病分册 [M] . 北京: 中国中医药出版社, 2015: 4-5.

[109] 朱丽华, 李和根, 史美育, 等. 非小细胞肺癌根治术后无瘤生存期影响因素分析及中药干预效果评价[J]. 上海中医药杂志, 2013, 47 (02); 11-15.

[110] 侯宛昕, 李和根, 陈智伟, 等. 中医药联合辅助化疗治疗完全性切除非小细胞肺癌的临床研究[J]. 中国中西医结合杂志, 2015, 35 (06); 648-653.

[111] Huang XG, Zhu LH, Zhou L, et al. Multidisciplinary and Comprehensive Chinese Medicine for Advanced Non-Small Cell Lung Cancer Patients; A Retrospective Study of 855

Cases[J]. Chin J Integr Med. 2020 Sep 2. doi：10.1007/s11655-020-3428-5.

[112] 刘嘉湘.扶正治癌 融汇中西 继承创新[J].中国中西医结合杂志，2019，39（01）：10-12.

[113] Sui X，Zhang M，Han X，et al. Combination of traditional Chinese medicine and epidermal growth factor receptor tyrosine kinase inhibitors in the treatment of non-small cell lung cancer：A systematic review and meta-analysis [J]. Medicine （Baltimore）. 2020，99（32）：e20683. doi：10.1097/MD.0000000000020683.

[114] 樊代明.整合肿瘤学·临床卷[M].北京：科学出版社，2021.

[115] 樊代明.整合肿瘤学·基础卷[M].西安：世界图书出版西安有限公司，2021.

第二篇　小细胞肺癌

— 第 一 章 ——————————————

SCLC 的流行病学

　　小细胞肺癌（Small Cell Lung Cancer，SCLC）是重要的肺癌亚型，大约占 LC 的 15%。全球每年新发 SCLC 约有 250000 例，死亡病例至少 200000 例。来自中国 12 家医院的调查结果显示，2005 年和 2010 年 SCLC 的发病呈上升趋势。2019 年中国肿瘤登记年报中显示，2016 年中国 LC 新发病例 23 万例，其中 SCLC 占 11.29%。SCLC 与吸烟密切相关，是高级别的肺神经内分泌肿瘤，其进展迅速，早期发生转移，60%~70% 诊断时有转移。尽管 SCLC 对初始治疗敏感，但很快复发耐药，且复发后缺少有效治疗手段，预后差，5 年 OS 不足 7%，是难治性肿瘤。

—— 第二章 ——————————————

SCLC 的早期发现

  SCLC缺少早期特异性症状。低剂量螺旋CT是LC早筛的主要方法，但研究发现低剂量螺旋CT对检查早期SCLC作用有限。由于SCLC肿瘤倍增时间短，侵袭强，进行迅速，诊断时常已出现转移，目前缺少早期发现的有效筛查方法。

SCLC 的诊断

主要推荐：

（1）SCLC 为高级别肺神经内分泌瘤，病理诊断遵循 WHO 标准。组织学诊断较细胞学更可靠，常需使用免疫组化检查确诊。

（2）复合型 SCLC，在病理报告中注明复合性 NSCLC 成分。

（3）转化性 SCLC 的诊断：肿瘤组织再次活检的组织诊断是目前的金标准。

（4）推荐采用 AJCC TNM 分期系统和退伍军人肺癌研究组（VALSG）分期法两种分期联合方式对 SCLC 进行分期，在 VALSG 分期后标注具体的 TNM 分期。

（5）分子诊断：SCLC 进行分子分型诊断（存在分歧但推荐）。

注：

精准的诊断和分期是 SCLC 合理治疗的前提。SCLC 的诊断依赖光镜下独特的肿瘤特征：小的圆形、卵圆形或梭形，胞浆少或裸核，颗粒状的染色质，核仁明显，肿瘤内坏死明显，有非常高的有丝分裂指数。在WHO的病理分类中将SCLC分为两个亚型：纯的SCLC（大约占80%）和混合型SCLC（大约占20%），混合型SCLC中最常见的非小细胞肺癌（NSCLC）病理成分是大细胞肺神经内分泌肿瘤（LCNEC）。SCLC也需与其他肺神经内分泌肿瘤、NSCLC、肺外SCLC，淋巴瘤、基底细胞样癌相鉴别。通过免疫组化可与其他疾病鉴别。多数SCLC至少有一种神经内分泌免疫组化标记物阳性（CD56、Syn、CgA）。85%~90%的SCLC的TTF-1呈阳性表达。除SCLC之外的其他肺神经内分泌肿瘤包括肺类癌、不典型类癌、LCNEC、典型和非典型类癌在肿瘤细胞形态和有丝分裂率、增殖指数上与SCLC不同，SCLC的有丝分裂率、增殖指数（Ki67）异常高，而类癌很低。SCLC与LCNEC的鉴别除了细胞大小外，LCNEC通常有更丰富的胞浆，有明显的细胞边界，核染色质为泡状，常可见核仁。SCLC通常p40染色阴性，与基底样细胞癌鉴别。Napsin A是肺腺癌的标志物，SCLC通常是阴性。细胞角蛋白染色有助于SCLC与非上皮来源的肿瘤如淋巴瘤鉴别。

分期采用VALSG分期和TNM分期相结合。VALSG分期将SCLC分为局限期（LS-SCLC）和广泛期（ES-SCLC），LS-SCLC指肿瘤局限于一侧肺部且转移的淋巴结局限于同一侧胸部；ES-SCLC或广泛期指肿瘤扩散到另一侧肺部，或对侧胸部的淋巴结，或远处器官，或有恶性胸腔和心包积液。VALSG分期广泛应用在临床实践和临床研究中。TNM分期提供了详细的病变解剖分布、精准的淋巴结分期，更为准确的评估预后，能够从局限期SCLC中筛选出更早期（T1-2N0）适合接受手术治疗的患者，有助于制定最佳的治疗策略。

影像学检查是SCLC分期的基础。胸部、腹部、盆腔CT（增强扫描）、头部MRI（首选）或头部CT（增强扫描）及骨扫描是SCLC的常规分期方法。与常规分期方法相比，PET-CT能为SCLC提供更准确的分期，大约有19%经PET-CT检查由LS-SCLC变为ES-SCLC，也有8%由ES-SCLC降为LS-SCLC。头部MRI尤其是增强MRI是发现脑转移更敏感的检查方法。对不适合MRI的患者，推荐头部CT检查（增强扫描）。如存在胸腔或心包积液需行胸腔积液或心包腔积液细胞学检查。对经多次细胞学检查未见恶性细胞的、非血性非渗出性浆膜腔积液以及浆膜腔积液与肿瘤不相关的情况下，浆膜腔积液不作为分期考虑。少部分SCLC会出现骨髓受累，对外周血涂片出现有核红细胞、中性粒细胞及血小板减少时，推荐进行骨髓穿刺和骨髓活检，明确是否存在骨髓受累。对临床分期

Ⅰ-ⅡA期考虑手术的患者建议行包括纵隔镜检查、纵隔切开术、经气管或者经食管的超声（EBUS或EUS）引导下活检以及电视胸腔镜检查等系统的术前分期检查排除潜在的纵隔淋巴结转移。

SCLC分子分型正在探索。根据4个关键的转录因子（ASCL1，NEUROD1，POU2F3，YAP1）表达的差异，分为A、N、P、Y 4种亚型。另外也有研究者将不表达ASCL1，NEUROD1，POU2F3转录因子的SCLC分为Ⅰ亚型（炎症型），Ⅰ亚型高表达免疫相关基因，回顾性分析Ⅰ亚型SCLC与免疫治疗获益相关。

— 第四章 ———————————————————————————

SCLC 的治疗

1 SCLC 的内科治疗

主要推荐：

（1）LS-SCLC的初始治疗。

1）临床分期Ⅰ-ⅡA期推荐接受肺叶切除及肺门、纵隔淋巴结清扫治疗，术后接受辅助化疗，pN0患者仅接受辅助化疗；pN1：化疗±放疗；pN2：化疗+辅助放疗。术后行预防性脑照射（PCI）治疗。

2）不适合手术或不愿意接受手术的T1-T2N0期应接受SABR。

3）不适合或不愿意手术治疗的T1-2N0期和超过T1-2N0的局限期SCLC推荐同步或序贯放化疗。

4）经初始治疗获CR、PR的LS-SCLC推荐PCI治疗。

（2）ES-SCLC的初始治疗。

1）ECOG PS 0-2一线化疗联合免疫治疗：EC+阿替利珠单抗方案4周期后阿替利珠单抗维持治疗；

EC/EP+度伐利尤单抗方案4周期后度伐利尤单抗维持治疗。

2）ECOG PS 0-2一线化疗方案：EP、EC、EL、IP、IC。

3）一线治疗CR/PR者接受胸部巩固放疗。

4）一线治疗CR/PR者接受PCI（存在分歧但推荐）。

5）有症状的脑转移，脊髓压迫症、重症上腔静脉综合征，以及重度疼痛的骨转移，危及生命或严重影响生活质量，建议依据临床症状轻重缓急和化疗疗效考虑局部放疗。

6）因SCLC致ECOG PS 3-4的患者，应充分综合考虑各种因素，谨慎选择治疗方案；适合化疗的患者，如（单药方案或减量联合方案）治疗后ECOG PS能达2分以上，可给予胸部放疗。如非SCLC导致ECOG PS 3-4分，推荐对症支持治疗。

（3）SCLC的二线治疗

1）6个月内复发者：拓扑替康；参加临床研究，伊立替康、吉西他滨、紫杉醇或长春瑞滨（存在分歧但推荐）。

2）超过6个月复发的患者：原方案治疗。

3）SCLC三线及以上治疗：安罗替尼；参加临床研究。

（4）复合型 SCLC 的治疗。

1）T1-2N0 期复合型 SCLC 推荐手术治疗，术后辅助化疗，术后发现 N1-2 推荐辅助放疗，术后行 PCI 治疗。

2）超过 T1-2N0 期的局限期复合型 SCLC，同步或序贯放化疗。

3）广泛期复合型 SCLC 推荐系统治疗，参照纯 SCLC 治疗方案。

4）有腺癌成分的复合型 SCLC 建议行基因检测，存在 EGFR，ALK 突变可尝试 TKI 治疗（存在分歧但推荐）。

（5）转化性 SCLC 的治疗。

1）快速进展：EP、EC 方案化疗，化疗联合 TKI，化疗联合贝伐单抗，安罗替尼（存在分歧但推荐）。

2）局部进展：EP/EC 联合局部放放疗（存在分歧但推荐）；TKI 联合局部放疗（存在分歧但推荐）。

3）缓慢进展：EP、EC 方案化疗（存在分歧但推荐），化疗联合 TKI（存在分歧但推荐），化疗联合贝伐单抗（存在分歧但推荐），安罗替尼（存在分歧但推荐）。

注：

（1）LS-SCLC 的内科治疗。

1）适合手术的 LS-SCLC 的内科治疗。

LS-SCLC术后辅助化疗能降低死亡风险。回顾性研究发现含铂方案辅助化疗显著改善SCLC术后5年生存率，因此辅助治疗方案常沿用EC、EP方案。

2）不适合或不愿意手术治疗的LS-SCLC的内科治疗。

同步或序贯放化疗是Ⅰ-ⅡA期不适合或不愿意手术治疗的患者和ⅡB-ⅢA期SCLC的标准治疗选择。依托泊苷联合铂类是LS-SCLC诱导治疗的标准化疗方案，meta分析发现顺铂与卡铂作为诱导治疗方案疗效相似。

（2）ES-SCLC的内科治疗。

1）ES-SCLC一线内科治疗。

铂类联合依托泊苷一直是ES-SCLC初始治疗的标准方案。卡铂与顺铂的疗效相当，卡铂有更好的耐受性，中位PFS不足6个月，OS只有10个月左右，学界一直在探索更有效的一线治疗方案。伊立替康联合铂类治疗ES-SCLC的几项3期研究有PFS获益但OS未获一致结果。FDA虽然未批准伊立替康联合铂类的方案用于ES-SCLC一线治疗，但NCCN指南作了推荐。我国研究者开展了一项顺铂联合依托泊苷（EP）或洛铂联合依托泊苷（EL）方案一线治疗ES-SCLC的Ⅲ期非劣效研究，发现EL方案与EP方案疗效相当，洛铂在肾毒性、胃肠道反应方面优于顺铂，具有良好耐受性，推荐EL作为中国ES-SCLC一线治疗可选的治疗方案之一。

最近免疫检查点药物的发展推动SCLC治疗的进步。ES-SCLC一线治疗格局因Impower133，CASPIAN研究而改变。Impower133研究证实与依托泊苷/卡铂（EC）方案相比，阿替利珠单抗联合EC一线治疗ES-SCLC有显著的生存获益，中位OS延长2个月，降低30%的死亡风险。CASPIAN研究同样证实与标准治疗相比，度伐利尤单抗联合化疗中位OS达到13.0个月，降低27%的死亡风险。FDA分别在2019年和2020年批准阿替利珠单抗和度伐利尤单抗联合化疗一线治疗ES-SCLC的适应证。因此阿替利珠单抗或度伐利尤单抗联合EC方案成为ES-SCLC一线治疗新标准，是推荐的首选治疗方案。阿替利珠单抗和度伐利尤单抗也获得了NMPA的批准在中国获得SCLC免疫治疗适应证。ES-SCLC也在探索更加高效的免疫治疗模式，安罗替尼联合PDL1抑制剂TQB2450联合化疗一线治疗ES-SCLC的Ⅲ期研究，TIGIT抑制剂Tiragolumab联合阿替利珠单抗和EC方案化疗对比安慰剂联合阿替利珠单抗和EC方案一线治疗的随机对照3期研究正在进行。

2）ECOG PS 3-4 ES-SCLC患者的治疗。

因SCLC导致ECOG PS 3-4分的ES-SCLC，应充

分综合考虑各种因素，谨慎选择治疗方案；适合化疗者，如（单药或减量联合方案）治疗后PS评分能达到2分以上，可给予胸部放疗。如为非SCLC导致ECOG PS3-4分者，推荐对症支持治疗，经支持治疗PS获得改善，ECOG PS评分达0-2分，按PS 0-2分的治疗策略治疗。

（3）SCLC的二线内科治疗。

复发SCLC对后续治疗的应答情况与初始治疗间歇期有关，一线治疗结束时间与复发的间歇时间小于3个月的为耐药复发，对大多数药物或治疗方案并不敏感，应答率小于10%；间歇时间超过3个月为敏感复发，对治疗的应答在25%左右。

拓扑替康是FDA批准的SCLC二线治疗。一项Ⅲ期研究发现与最佳支持治疗相比，口服拓扑替康能改善复发SCLC的生存（13.9周对比5.9周），有更好的症状控制，延缓生活质量下降。研究发现拓扑替康口服与静注治疗复发SCLC的疗效相似。拓扑替康的剂量限制性毒性是粒细胞减少，研究也证实$1.25mg/m^2$与$1.5mg/m^2$的拓扑替康疗效相当，≥3级血液学毒性明显降低。拓扑替康在中国获批的用药剂量为$1.25mg/m^2$，静脉给药，第1~5天，21天为1周期。目前对一线治疗后6个月内复发的SCLC，除了拓扑替康外，伊立替康、吉西他滨、紫杉醇或长春瑞滨等药物治疗也是推荐的治疗选择。

我国研究者探索了免疫联合抗血管药物在复发
SCLC 的疗效，PASSION 研究是二线治疗 ES-SCLC 的
一项 Ⅱ 期研究，卡瑞利珠单抗联合阿帕替尼的 ORR 达
到 34.0%，中位 PFS 和 OS 分别为 3.6 个月和 8.4 个月，
敏感复发和耐药复发患者均可获益，联合治疗具有良
好耐受性，卡瑞利珠单抗联合阿帕替尼也是复发 SCLC
可尝试的治疗策略。

（4）SCLC 的三线及后线内科治疗。

SCLC 二线治疗后进展的患者仅接受最佳支持治疗
的预后非常差。回顾性研究发现二线治疗进展后仍有
20% 左右的患者将接受三线及后线治疗。我国研究者
也在 SCLC 三线及后线治疗领域进行了探索，AL-
TER1202 研究是一项安罗替尼与安慰剂对照治疗至少
接受两种方案治疗进展的 SCLC 的随机 Ⅱ 期研究，这也
是在 SCLC 三线治疗领域中首个随机对照研究。研究
发现与安慰剂相比，我国自主研发的小分子多靶点抗
血管药物安罗替尼能显著的延长 PFS（4.1 个月对比 0.7
个月，P<0.0001），降低 81% 的疾病进展风险，同时能
显著改善 OS（7.3 个月对比 4.9 个月，P=0.0210），降
低 47% 的死亡风险。2019 年，NMPA 批准安罗替尼用
于 SCLC 三线及后线治疗，2021 年，安罗替尼治疗
SCLC 的适应证也纳入了医保，是我国 SCLC 三线及后

线治疗唯一的标准治疗选择。

另外，参加临床研究也是三线及后线SCLC治疗的选择。体能状态差（ECOG≥2分）的患者考虑给予最佳支持治疗。

（5）复合型SCLC的内科治疗。

复合型SCLC（C-SCLC）是一种特殊的SCLC，占SCLC的2%~28%。C-SCLC的治疗目前缺少前瞻性研究，依据主要来自回顾性研究和病例报告的数据。对C-SCLC的治疗主要参照纯SCLC进行。C-SCLC需要接受手术、放疗、化疗等多学科的整合治疗。

T1-2N0的C-SCLC考虑手术治疗。一项回顾性分析发现局限期的C-SCLC，与非手术治疗相比，手术治疗有更高的5年OS率（48.9%对比36.6%）。另一项术后C-SCLC的分析发现181例接受手术治疗的C-SCLC中有153例接受术后辅助化疗，其中124例采用EP/EC方案；N1-2者104例中，53例（29.3%）行术后辅助放疗，19例（10.5%）行PCI治疗，在多因素分析中，术后辅助化疗是DFS和OS独立的预后因素，但是否接受PCI治疗对DFS和OS无影响。一项91例术后C-SCLC分析中11例接受PCI治疗，多因素分析发现PCI是独立的预后因素，而且有降低脑转移发生率的趋势。

系统化疗是广泛期C-SCLC的基本治疗选择。C-

SCLC没有纯SCLC对化疗的敏感性高，EP/EC方案仍是多数C-SCLC的主要治疗选择。研究者也探索其他的治疗方案，一项回顾性研究中分析了NIP方案（长春瑞滨+异环磷酰胺+顺铂）治疗晚期C-SCLC的疗效，研究发现与NIP方案在ORR，PFS和OS方面与EP方案疗效相当，NIP方案毒性发生率更高、更严重。而另一项回顾性研究则分析在EP/EC方案的基础上增加紫杉醇对广泛期C-SCLC的疗效，三药方案有更高的ORR（90%对比53%，P=0.033），中位PFS和OS也有延长趋势，但未达到统计学差异，三药方案显著增加了治疗相关毒性。

病历报道中混有腺癌成分且存在EGFR突变的C-SCLC接受TKI治疗有效。提示对这样的C-SCLC分子靶向治疗有潜在获益可能。

（6）转化性SCLC的内科治疗。

转化性SCLC概念的提出最初是EGFR突变NSCLC患者TKI治疗的耐药机制之一，发生率为5%~14%，随后陆续有ALK融合突变，ROS1融合突变NSCLC发生SCLC转化的报道，最近也有NSCLC免疫治疗发生SCLC转化的报道。

目前转化性SCLC的治疗缺少前瞻性临床研究。一项来自8个中心的回顾性研究分析了32例EGFR突变肺腺癌TKI治疗发生SCLC，其中27例选择EP方案治疗，ORR 为 44.4%，中位 PFS 为 3.5 个月，5 例接受安罗替尼治疗，ORR 为 66.7%，PFS 为 6.2 个月，提示除了参照原发 SCLC 方案治疗外，安罗替尼治疗也值得尝试。而在 TKI 治疗后 SCLC 转化寡进展的 2 个病历报道中，1 例经一代、三代 TKI 治疗后出现肺部单发新病灶，停止三代 TKI 治疗，开始 EP 方案化疗联合胸部病灶放疗，胸部病灶获得应答，随后患者出现脑部病灶进展，再次开始三代 TKI 治疗，脑部病灶也 PR，该病例报告为转化性 SCLC 局部进展的治疗选择提供了参考。最近另一项研究回顾性分析了 EP/IP 方案与化疗联合（TKI 或者贝伐单抗）治疗转化性 SCLC 的疗效，研究纳入 21 例患者，12 例接受 EP/IP 方案化疗，9 例接受化疗联合 TKI 或化疗联合贝伐单抗治疗，结果与化疗相比，联合治疗组获得 ORR（50% 对比 25%，P=0.002）和 PFS（6.4 个月对比 2.9 个月，P=0.024）显著改善，OS 也有延长趋势（10.7 个月对比 7.1 个月，P=0.237）。提示化疗联合治疗的模式可能是转化 SCLC 更有前景的治疗策略。

表 2-2-1 SCLC 常用治疗方案

化疗方案	剂量，用法	用药时间	治疗周期
LS-SCLC 初始治疗			
EP 方案			

化疗方案	剂量，用法	用药时间	治疗周期
顺铂	75mg/m², 静注	第1天	每3~4周重复，4~6个周期
依托泊苷	100mg/m², 静注	第1-3天	每3~4周重复，4~6个周期
EP方案			
顺铂	60mg/m², 静注	第1天	每3~4周重复，4~6个周期
依托泊苷	120mg/m², 静注	第1-3天	每3~4周重复，4~6个周期
EP方案			
顺铂	25mg/m², 静注	第1-3天	每3周重复，4~6个周期
依托泊苷	100mg/m², 静注	第1-3天	每3周重复，4~6个周期
EC方案			
卡铂	AUC=5~6, 静注	第1天	每3周重复，4~6个周期
依托泊苷	100mg/m², 静注	第1-3天	每3周重复，4~6个周期
ES-SCLC初始治疗			
EC+阿替利珠单抗方案			
阿替利珠单抗	1200mg 静注 第1天（首次输注时间至少持续60分钟，如耐受性良好，随后输注时间至少持续30分钟）	第1天	每3周重复，4个周期，之后3周重复维持直至疾病进展或毒性不可耐受
卡铂	AUC=5 静注	第1天	每3周重复，共4个周期

化疗方案	剂量，用法	用药时间	治疗周期
依托泊苷	100mg/m² 静注	第 1~3 天	每 3 周重复，共 4 个周期
EP+度伐利尤单抗			
度伐利尤单抗	1500mg 静注，输注时间为 60 分钟	第 1 天	每 3 周重复，共 4 个周期 4 周期后，每 4 周重复，直至疾病进展或毒性不可耐受
顺铂	75~80mg/m² 静注	第 1 天	每 3 周重复，共 4 个周期
依托泊苷	80~100mg/m² 静注	第 1~3 天	每 3 周重复，共 4 个周期
EC+度伐利尤单抗方案			
度伐利尤单抗	1500mg 静注，输注时间为 60 分钟	第 1 天	每 3 周重复，共 4 个周期 4 周期后，每 4 周重复，直至疾病进展或毒性不可耐受
卡铂	AUC=5 静注	第 1 天	每 3 周重复，共 4 个周期
依托泊苷	80~100mg/m² 静注	第 1~3 天	每 3 周重复，共 4 个周期
EP 方案			
顺铂	75mg/m² 静注	第 1 天	每 3 周重复，共 4~6 个周期
依托泊苷	100mg/m² 静注	第 1~3 天	每 3 周重复，共 4~6 个周期

化疗方案	剂量，用法	用药时间	治疗周期
EP 方案			
顺铂	80mg/m² 静注	第 1 天	每 3 周重复，共 4-6 个周期
依托泊苷	80mg/m² 静注	第 1~3 天	每 3 周重复，共 4-6 个周期
EP 方案			
顺铂	25mg/m² 静注	第 1~3 天	每 3 周重复，共 4-6 个周期
依托泊苷	100mg/m² 静注	第 1~3 天	每 3 周重复，共 4-6 个周期
EC 方案			
卡铂	AUC=5-6 静注	第 1 天	每 3 周重复，4~6 个周期
依托泊苷	100mg/m²静注	第 1~3 天	每 3 周重复，4~6 个周期
EL 方案			
洛铂	30mg/m² 静注	第 1 天	每 3 周重复，4~6 个周期
依托泊苷	100mg/m²静注	第 1~3 天	每 3 周重复，4~6 个周期
IP 方案			
顺铂	60mg/m² 静注	第 1 天	每 4 周重复，4~6 个周期
伊立替康	60mg/m² 静注	第 1, 8, 15 天	每 4 周重复，4~6 个周期
IP 方案			
顺铂	30mg/m² 静注	第 1, 8 天	每 3 周重复，4~6 个周期
伊立替康	65mg/m² 静注	第 1, 8 天	每 3 周重复，4~6 个周期

肺癌

第四章 SCLC 的治疗

化疗方案	剂量，用法	用药时间	治疗周期
IC 方案			
卡铂	AUC=5 静注	第 1 天	每 4 周重复，4~6 个周期
伊立替康	50mg/m² 静注	第 1，8，15 天	每 4 周重复，4~6 个周期
SCLC 二线治疗			
拓扑替康单药方案			
拓扑替康	1.25mg/m² 静注	第 1~5 天	每 3 周重复
拓扑替康单药方案			
拓扑替康	3.2mg/m² 口服	每日 1 次，第 1~5 天	每 3 周重复
SCLC 三线及后线治疗			
安罗替尼单药方案			
安罗替尼	12mg 口服给药	每日 1 次，第 1~14 天	每 3 周重复

2 SCLC 的外科治疗

最初手术治疗是所有病理类型 LC 的治疗选择。两项前瞻性随机对照研究发现，与放疗相比，手术治疗未有给 SCLC 带来生存获益，SCLC 手术治疗逐渐被放疗所代替。直到 TNM 分期引入 SCLC 以及基于数据库的大宗病例的回顾性分析发现，在早期SCLC中经选择的患者（T1-2N0）手术治疗尤其是肺叶切除5年生存率超过50%，才重新确立了手术治疗在SCLC治疗中的价值。目前一致认为临床分期为Ⅰ-ⅡA期（T1-2N0）的SCLC可从手术治疗中获益，推荐临床分期Ⅰ-ⅡA期患者接受肺叶切除及肺门、纵隔淋巴结清扫治疗。而对ⅡB-ⅢA期SCLC是否能从手术治疗中获益仍存争议。

3　SCLC的放射治疗

主要推荐：

（1）LS-SCLC的放疗。

1）可手术SCLC的放疗：手术适宜人群为cT1-2N0M0，Ⅰ期，对于N2，推荐行辅助化疗合并胸部放疗，同步或序贯均可；N1患者化疗±胸部放疗；N0者，辅助治疗以全身化疗为主，不能从辅助放疗中获益，不建议术后辅助放疗。推荐靶区为：支气管残端、同侧肺门、术前受累淋巴结区域、病理阳性淋巴结区域。

2）分期超过cT1-2N0M0的LS-SCLC：首选同步放化疗，不耐受者可选择序贯放化疗。同步放化疗中胸部放疗剂量及分割模式可选择45Gy/3周（bid）或60~70Gy/6~7周（qd）两种模式。

3）对LS-SCLC经系统治疗后达CR或PR者，推荐预防性脑照射（PCI）；接受根治性手术和系统化疗的Ⅰ期SCLC脑预防性照射存在争议（推荐但存在争议）；对>75岁、PS>2分、神经认知功能障碍者不建议行PCI治疗。常用分割模式为全脑25Gy/10f（2.5Gy/f），放化疗结束后3~4周开始。

（2）ES-SCLC的放射治疗。

1）ES-SCLC可考虑巩固胸部放疗，最佳治疗剂量和分割模式尚未统一，可选择30Gy/10f、60Gy/30f或此范围内的等效剂量的其他方案。靶区应包括；化疗后GTVp、肺门区域和纵隔（不仅是受累区域）。

2）对经系统治疗有效者可以考虑行PCI，也可行脑MRI密切随访（推荐但存在争议）。常用分割模式为全脑25Gy/10f（2.5Gy/f），也可选择全脑20Gy/5f。

注：

放疗是SCLC的重要治疗手段之一，其价值在局限期和广泛期均有体现。放疗介入时机主要根据分期，SCLC分期基于VALSG分级系统的两分期方法，同时推荐使用TNM分期。LS-SCLC是指肿瘤局限于半胸（Ⅰ-Ⅲ期），即照射范围可包括在一个靶区内，且能接受足够的照射剂量，但T3-4期中因多发肺内转移或瘤体太大，一个放疗计划不能耐受者除外。ES-SCLC包括Ⅳ期及Ⅰ-Ⅲ期中T3-4期多发肺内转移或瘤体过大者。

（1）可手术 SCLC 的放疗推荐。

手术适宜人群为 cT1-2N0M0，Ⅰ期，是否需术后辅助放疗主要根据术后病理分期，对 N2，推荐行辅助化疗合并胸部放疗，同步或序贯均可；N1 化疗±胸部放疗；N0 者辅助治疗以全身化疗为主，不能从辅助放疗中获益，不建议术后辅助放疗。推荐靶区为：支气管残端、同侧肺门、术前受累淋巴结区域、病理阳性淋巴结区域。Lung ART 研究提出用于 pN2 NSCLC 患者术后放疗（PORT）靶区可以参考应用于 SCLC 患者。

对不适于或不愿手术的 cT1-2N0M0 局限期 SCLC，同期化放疗的治疗模式为首选。SBRT 联合化疗也可能取得同样疗效，NCDB 显示，接受 SBRT 序贯化疗与同步放化疗的患者的 OS 没有差异。一项多中心研究报道，SBRT（50Gy/5f）在 1 年、3 年的 OS 分别为 69.9% 和 34.0%，毒性极小（2 级肺炎 5.2%）。因此，SBRT 后序贯化疗也是可选择的治疗模式。

（2）分期超过 cT1-2N0M0 的 LS-SCLC 放疗推荐。

首选同步放化疗，不耐受者可选序贯放化疗。放疗参与时机越早，获益越明显，推荐在化疗第一周期或第二周期时即加入，主要根据放疗范围及危及器官受量决定。靶区范围：原发病灶 GTV 为化疗后肿瘤残留区域，CTV 为 GTV 外放 8mm；淋巴结勾画 GTVn 为化疗后残留的淋巴结，淋巴结 CTV 为化疗前阳性淋巴结，应参考化疗前胸部增强 CT 或 PET-CT 影像表现，尤其伴肺不张时，PET-CT 优势更明显。对化疗后 CR 者，建议根据最后一次原发灶的 CT 勾画 GTV-T，根据化疗前 CT 勾画 CTV-N。

SWOG 前瞻性Ⅲ期随机对照研究纳入 466 例 LS-SCLC，对比原发灶放疗靶区为化疗前和化疗后范围的区别，结果显示，两组之间 OS 无统计学差异。CAL-GB 30610/RTOG0538/CONVERT 研究及陈明教授等多项前瞻性随机对照研究结果证实，传统的选择性淋巴结区域照射模式疗效并未优于化疗前淋巴结受累区域照射模式，且不良反应更明显。

胸部放疗剂量及分割模式选择：目前对于同步放化疗中胸部放疗剂量及分割模式尚不统一。可以选择 45Gy/3 周（bid）或 60~70Gy/6~7 周（qd）两种模式。每天两次放疗的模式放射性食管炎发生率较高，因此，该模式只适合于一般情况和基线肺功能较好者。在 INT0096 和 CONVERT 两项随机对照研究中，探索了 LS-SCLC 同步放化疗的最佳放疗模式。INT0096 共纳入 417 例患者，根据放疗分割放射不同，随机分为两组：bid 组（1.5Gy/f，30 次分割共 3 周）和 qd 组（1.8Gy/f，25 次分割共 5 周），放疗总剂量为 45Gy，结果显示：每天两次放疗与每天 1 次放疗比较，中位生存时间 23 个月对 19 个月，局部复发率 61% 对 48%，5

年生存率26%对16%，bid组有生存获益，但未达统计学差异，且食管炎整体发生率更高。另一项随机对照CONVERT研究中，bid组（274例）放疗模式为45Gy/30f/19d，1.5Gy/f，bid；qd组（273例）放疗模式为66Gy/33f/45d，两组中位OS分别为30个月和25个月（P=0.14），两组之间3-4级食管炎（19%对比38%，P=0.85）和放射性肺炎（3%对比2%，P=0.70）的发生率无明显差异。超分割与常规分割模式生存无明显差异，且不良反应相近。Grønberg BH等一项随机分组II期研究显示：LS-SCLC使用1.5Gy bid的分割模式，放疗剂量60Gy比45Gy生存率提高，但毒性并无增加，说明每天两次照射的胸腔放疗至60Gy有望成为现有方案的优化选择。

（3）LS-SCLC的PCI推荐。

对LS-SCLC经系统治疗后达CR或PR的患者，推荐PCI；接受根治性手术和系统化疗的I期SCLC的PCI存在争议；对>75岁、PS>2分、神经认知功能障碍者不建议行PCI治疗。常用分割模式为全脑25Gy/10f（2.5Gy/f），建议放化疗结束后3~4周开始。PCI常见的急性毒性包括疲劳、头痛、恶心和呕吐等。

美国SEER数据库纳入7995例回顾性分析显示，接受PCI患者2年、5年、10年OS均优于未行PCI组，具统计学差异（P<0.05）。由于PCI会引起晚期脑神经

功能损伤，表现为认知功能障碍，有研究证实单次剂量超过3Gy或同步化疗会加重脑认知功能障碍，因此对一般状况差、>75岁或认知功能缺陷者不建议行PCI。PCI相关的神经认知功能退化部分是由海马照射引起的。因此，建议PCI时对海马进行保护，且海马保护并不会增加脑转移的发生率。

（4）ES-SCLC放疗推荐。

ES-SCLC可以考虑巩固胸部放疗，但仍需进一步细分获益人群。最佳治疗剂量和分割模式尚未统一，可以选择30Gy/10f、60Gy/30f或此范围内等效剂量的其他方案。靶区包括：化疗后GTVp、肺门区域和纵隔（不仅受累区域）。Jeremic等一项随机对照研究纳入210例ES-SCLC，结果显示对转移负荷较低且化疗后达到CR或接近CR者，后续加入胸部放疗生存获益明显，中位OS达到17个月，优于未放疗组的11个月。Dutch CREST研究认为系统治疗后胸内有肿瘤残留、全身治疗有效且转移灶负荷较小者，可从巩固性胸部放疗中获益。

（5）ES-SCLC的PCI治疗。

PCI在广泛期ES-SCLC中的应用存在争议。对经系统治疗有效者可考虑行PCI，也可行脑MRI密切随访。常用分割模式为全脑25Gy/10f（2.5Gy/f），也可选择全脑20Gy/5f。

EORTC 的一项随机对照研究纳入 286 例 ES-SCLC，观察一线化疗有效者 PCI 的价值，结果显示：PCI 降低了脑转移概率，延长了生存。但该研究未在 PCI 前进一步排除是否存在脑转移，并且未规定具体剂量和分割模式，成为本研究的不足。日本的一项 III 期随机对照研究采用相同设计，分为 PCI 组和 MRI 随访组，PCI 剂量为 25Gy/10f，且预防性照射前排除了脑转移，结果显示 PCI 组与 MRI 监测组相比，降低了脑转移发生率，但未带来生存获益。

（6）有症状的 ES-SCLC 的放疗。

上腔静脉压迫综合征：临床症状严重者推荐先放疗后化疗；临床症状较轻者推荐先化疗后放疗，同时给予吸氧、利尿、镇静、止痛等对症治疗。放疗初期可能会有局部水肿，可配合激素和利尿剂辅助治疗；首次化疗建议给予冲击剂量。

脊髓压迫症：如无特殊情况，首先行局部放疗，控制压迫症状，并给予化疗，最常用放疗剂量 30Gy/10f/2 周或 40Gy/20f/4 周。转移灶比较孤立的椎体转移导致的压迫，可给予大分割照射，20Gy/5f~8Gy/f。由于脊髓压迫症者生存期较短，生命质量较差，所以对胸部放疗的选择需综合考量多方因素，慎重选择（如 CR 或 PR 者可以放疗），但通常不建议手术减压治疗。

骨转移：推荐化疗＋姑息外照射放疗±双膦酸盐

治疗；骨折高危者可采取骨科固定。阻塞性肺不张：化疗＋胸部放疗。脑转移：初诊无症状者：推荐化疗，治疗后疗效达 CR 或 PR 者，可予全颅放疗（30Gy/10f）。有症状初诊患者：推荐全脑放疗与化疗序贯进行，放疗要尽快进行（30Gy/10f）。PCI 后出现脑转移者，首选 SRS/SRT。治疗后疗效达 CR 或 PR 的患者，可择期给予胸部放疗。

（7）SCLC 的再程放疗。

SCLC 再程放疗的研究目前尚缺乏大型的前瞻性随机对照研究，数据大多来自回顾性研究。应充分考虑两次放疗计划重叠区域、间隔时间，保证危及器官受量。如在中央肿瘤中有重叠区域，慢性毒性的风险更大。中心结构应避免 90~150Gy 的累积剂量。如首次放疗和再次放疗之间的时间少于 6 个月，脊髓剂量应小于 50Gy（EQD2）。如超过 6 个月，则可用 40-45Gy/20~25f，其安全累积平均剂量为 87.4Gy。根据现有数据，姑息剂量（<40Gy）再程放疗对治疗咯血、上腔静脉综合征和肋骨痛等症状是有用的；无症状、无远处疾病和 PS 良好的患者，高剂量可改善生活质量和OS。因此，建议选择无症状且无转移者进行根治性放疗；在其他情况下，建议考虑低分割再程放疗和支持治疗以减少毒性。

（8）SCLC 的放疗技术。

随着放射治疗技术的发展，各种放射治疗技术在 SCLC 均有尝试，总体来说，每种技术都有特定优势，需综合考量肿瘤的位置、患者身体耐受性和效价比。

图像引导放疗（IGRT）在 SCLC 中的应用目前尚缺乏大数据支持，一项 132 名 SCLC 研究，IGRT 对比 IMRT OS 无显著不同。而在 IMRT 和 3D-CRT 的回顾性研究的数据表明，IMRT 的 OS 具优势。在周围型肿瘤中，相对于经典 IMRT，容积旋转调强放疗（VMAT）肺 V5 更低，而 IMRT 肺 V30 低；在中心型肿瘤中，VMAT 的 V20 低于 IMRT。质子治疗的研究较少，一项前瞻性研究显示：与调强放疗相比，质子放疗在脊髓、心脏和肺的平均剂量上有统计学上显著降低，但在食管平均剂量或 V20 上无差异。

— 第五章 —

SCLC 的康复

主要推荐：

（1）对疗效评价为 CR、PR 或者 SD 的 LS-SCLC，治疗后前 2 年每 3 个月随访 1 次，第 3 年每 6 个月随访 1 次，随后每年随访 1 次

（2）对疗效评价为 CR、PR 或者 SD 的 ES-SCLC，治疗后第 1 年每 2 个月随访 1 次，第 2~3 年每 3~4 个月随访 1 次，第 4~5 年每 6 个月随访 1 次，5 年后每年随访 1 次。

（3）对出现相关新发症状或症状加重者，推荐立即随访。

（4）随访项目推荐：病史、体检、胸部/腹部/盆腔 CT（平扫或者增强）。头颅增强 MRI（首选）或者 CT，第 1 年每 3~4 个月 1 次，第 2 年起每 6 个月 1 次；不推荐 PET/CT 作为常规随访手段。

注：

SCLC 的最佳随访方案缺乏高质量证据。

Sugiyama T 等回顾 94 例 SCLC 接受一线化疗达到

CR/PR后接受深度随访或非深度随访的结果，深度随访组（胸部加上腹部CT、颅脑MRI和骨扫描）每2月随访一次，6个月后改为每3个月至满2年，非深度随访组则由医师自行决定；研究显示，与非深度随访组相比，深度随访组能发现更多的无症状复发，挽救性化疗的有效率更高（61.8%对比37.9%，P=0.04），中位总生存（20个月对比13个月，P=0.001）显著延长。

各指南推荐治疗后前2年较高频率随访：治疗后前2年，广泛期每2~3个月CT随访一次，局限期每3~6个月CT随访一次。2年后复发风险降低，可以降低随访频率。

目前尚无前瞻性研究评估脑MRI在监测复发中的作用。无论是否接受过PCI，均建议定期检查头颅增强MRI（首选）或者CT，第1年每3~4个月一次，第2年每6个月一次。ASCO指南对于达到CR且无症状者随访2年后不建议定期复查颅脑MRI。但ESMO指南和CSCO指南推荐随访2年后继续定期监测颅脑MRI。鉴于缺少证据，各指南均建议医师与患者共同讨论决策。

各指南均不推荐PET/CT作为SCLC的常规随访手段。

参考文献

[1] International Agency for Research on Cancer. Cancer Incidence in Five Continents Volume X（IARC，2014）

[2] Shi Y，Xing P，Fan Y，et al. Current small cell lung cancer treatment in China. Thorac Cancer. 2015 May；6（3）；233-8.

[3] 赫捷，魏文强. 2019中国肿瘤登记年报[M]. 北京；人民卫生出版社，2021；145

[4] Amarasena IU，Chatterjee S，Walters JA，et al. Platinum versus non-platinum chemotherapy regimens for small cell lung cancer. Cochrane Database Syst Rev. 2015 Aug 2；2015（8）；CD006849.

[5] Kalemkerian GP. Staging and imaging of small cell lung cancer. Cancer Imaging. 2012 Jan 12；11（1）；253-8.

[6] Rudin CM，Poirier JT，Byers LA，et al. Molecular subtypes of small cell lung cancer；a synthesis of human and mouse model data. Nat Rev Cancer. 2019 May；19（5）；289-297.

[7] Gay CM，Stewart CA，Park EM，Diao L，et al. Patterns of transcription factor programs and immune pathway activation define four major subtypes of SCLC with distinct therapeutic vulnerabilities. Cancer Cell. 2021 Mar 8；39（3）；346-360.

[8] Yang CF，Chan DY，Speicher PJ，et al. Role of Adjuvant Therapy in a Population-Based Cohort of Patients With Early-Stage Small-Cell Lung Cancer. J Clin Oncol. 2016 Apr 1；34（10）；1057-64.

[9] Brock MV，Hooker CM，Syphard JE，Westra W，Xu L，Alberg AJ，Mason D，Baylin SB，Herman JG，Yung RC，Brahmer J，Rudin CM，et al. Surgical resection of limited disease small cell lung cancer in the new era of platinum chemotherapy；Its time has come. J Thorac Cardiovasc Surg. 2005 Jan；

129（1）；64-72..

[10] Rossi A，Di Maio M，Chiodini P，et al. Carboplatin- or cispl-
atin-based chemotherapy in first-line treatment of small-cell
lung cancer； the COCIS meta-analysis of individual patient
data. J Clin Oncol. 2012 May 10；30（14）；1692-8..

[11] Hanna N，Bunn PA Jr，Langer C，et al. Randomized phase
III trial comparing irinotecan/cisplatin with etoposide/cisplatin
in patients with previously untreated extensive-stage disease
small-cell lung cancer. J Clin Oncol. 2006 May 1；24（13）；
2038-43.

[12] Lara PN Jr，Natale R，Crowley J，et al. Phase III trial of irino-
tecan/cisplatin compared with etoposide/cisplatin in extensive-
stage small-cell lung cancer； clinical and pharmacogenomic
results from SWOG S0124. J Clin Oncol. 2009 May 20；27
（15）；2530-5.

[13] Hermes A，Bergman B，Bremnes R，et al. Irinotecan plus car-
boplatin versus oral etoposide plus carboplatin in extensive
small-cell lung cancer； a randomized phase III trial. J Clin
Oncol. 2008 Sep 10；26（26）；4261-7.

[14] Sun Y，Cheng Y，Hao X，et al. Randomized phase III trial of
amrubicin/cisplatin versus etoposide/cisplatin as first-line treat-
ment for extensive small-cell lung cancer. BMC Cancer. 2016
Apr 9；16；265.

[15] Horn L，Mansfield AS，Szczęsna A，et al. First-Line Atezoli-
zumab plus Chemotherapy in Extensive-Stage Small-Cell Lung
Cancer. N Engl J Med. 2018 Dec 6；379（23）；2220-2229..

[16] Paz-Ares L，Dvorkin M，Chen Y，et al. Durvalumab plus
platinum-etoposide versus platinum-etoposide in first-line
treatment of extensive-stage small-cell lung cancer（CASPI-
AN）； a randomised，controlled，open-label，phase 3 trial.
Lancet. 2019 Nov 23；394（10212）；1929-1939..

[17] O'Brien ME, Ciuleanu TE, Tsekov H, et al. Phase III trial comparing supportive care alone with supportive care with oral topotecan in patients with relapsed small-cell lung cancer. J Clin Oncol. 2006 Dec 1; 24（34）; 5441-7..

[18] Eckardt JR, von Pawel J, Pujol JL, et al. Phase III study of oral compared with intravenous topotecan as second-line therapy in small-cell lung cancer. J Clin Oncol. 2007 May 20; 25（15）; 2086-92.

[19] Huber RM, Reck M, Gosse H, et al. Efficacy of a toxicity-adjusted topotecan therapy in recurrent small cell lung cancer. Eur Respir J. 2006 Jun; 27（6）; 1183-9.

[20] Fan Y, Zhao J, Wang Q, et al. Camrelizumab Plus Apatinib in Extensive-Stage SCLC（PASSION）; A Multicenter, Two-Stage, Phase 2 Trial. J Thorac Oncol. 2021 Feb; 16（2）; 299-309.

[21] Fiegl M, Pircher A, Waldthaler C, et al. Small steps of improvement in small-cell lung cancer（SCLC）within two decades; a comprehensive analysis of 484 patients. Lung Cancer. 2014 May; 84（2）; 168-74.

[22] Steffens CC, Elender C, Hutzschenreuter U, et al. Treatment and outcome of 432 patients with extensive-stage small cell lung cancer in first, second and third line - Results from the prospective German TLK cohort study. Lung Cancer. 2019 Apr; 130; 216-225.

[23] Simos D, Sajjady G, Sergi M, et al. Third-line chemotherapy in small-cell lung cancer; an international analysis. Clin Lung Cancer. 2014 Mar; 15（2）; 110-8.

[24] Saruwatari K, Umemura S, Nomura S, et al. Prognostic Factor Analysis in Patients With Small-Cell Lung Cancer Treated With Third-Line Chemotherapy. Clin Lung Cancer. 2016 Nov; 17（6）; 581-587.

[25] Cheng Y, Wang Q, Li K, et al. Anlotinib vs placebo as third- or further-line treatment for patients with small cell lung cancer: a randomised, double-blind, placebo-controlled Phase 2 study. Br J Cancer. 2021 Aug; 125 (3): 366-371..

[26] Nicholson SA, Beasley MB, Brambilla E, et al. Small cell lung carcinoma (SCLC): a clinicopathologic study of 100 cases with surgical specimens. Am J Surg Pathol. 2002 Sep; 26 (9): 1184-97..

[27] Mangum MD, Greco FA, Hainsworth JD, et al. Combined small-cell and non-small-cell lung cancer. J Clin Oncol. 1989 May; 7 (5): 607-12. doi: 10.1200 / JCO. 1989.7.5.607. PMID: 2540288.

[28] Babakoohi S, Fu P, Yang M, et al. Combined SCLC clinical and pathologic characteristics. Clin Lung Cancer. 2013 Mar; 14 (2): 113-9.

[29] Men Y, Hui Z, Liang J, et al. Further understanding of an uncommon disease of combined small cell lung cancer: clinical features and prognostic factors of 114 cases. Chin J Cancer Res. 2016 Oct; 28 (5): 486-494.

[30] Lei Y, Feng H, Qiang H, et al. Clinical characteristics and prognostic factors of surgically resected combined small cell lung cancer: a retrospective study. Lung Cancer. 2020 Aug; 146: 244-251.

[31] Wang Y, Xu J, Han B, et al. The role of prophylactic cranial irradiation in surgically resected combined small cell lung cancer: a retrospective study. J Thorac Dis. 2018 Jun; 10 (6): 3418-3427.

[32] Radice PA, Matthews MJ, Ihde DC, et al. The clinical behavior of "mixed" small cell / large cell bronchogenic carcinoma compared to "pure" small cell subtypes. Cancer. 1982 Dec 15; 50 (12): 2894-902.

[33] Luo J, Wu FY, Li AW, et al. Comparison of vinorelbine, if-osfamide and cisplatin (NIP) and etoposide and cisplatin (EP) for treatment of advanced combined small cell lung cancer (cSCLC) patients; a retrospective study. Asian Pac J Cancer Prev. 2012; 13 (9); 4703-6.

[34] Li YY, Zhou C, Yang DX, et al. Paclitaxel-etoposide-carbo-platin/cisplatin versus etoposide-carboplatin/cisplatin as first-line treatment for combined small-cell lung cancer; a retro-spective analysis of 62 cases. Cancer Biol Med. 2015 Jun; 12 (2); 117-25.

[35] Shi X, Duan H, Liu X, et al. Genetic alterations and protein expression in combined small cell lung cancers and small cell lung cancers arising from lung adenocarcinomas after therapy with tyrosine kinase inhibitors. Oncotarget. 2016 Jun 7; 7 (23); 34240-9.

[36] Men Y, Hui Z, Liang J, et al. Further understanding of an un-common disease of combined small cell lung cancer; clinical features and prognostic factors of 114 cases. Chin J Cancer Res. 2016 Oct; 28 (5); 486-494.

[37] Guo Y, Qu L, Shao M, et al.A case report of combined small cell lung cancer with EGFR mutation and treatment experience. Zhongguo Fei Ai Za Zhi. 2014 Jun 20; 17 (6); 511-4. Chi-nese.

[38] [31].Marcoux N, Gettinger SN, O'Kane G, et al. EGFR-Mu-tant Adenocarcinomas That Transform to Small-Cell Lung Can-cer and Other Neuroendocrine Carcinomas; Clinical Out-comes. J Clin Oncol. 2019 Feb 1; 37 (4); 278-285.

[39] Oser MG, Niederst MJ, Sequist LV, et al. Transformation from non-small-cell lung cancer to small-cell lung cancer; molecular drivers and cells of origin. Lancet Oncol. 2015 Apr; 16 (4); e165-72.

[40] Sequist LV, Waltman BA, Dias-Santagata D, et al. Genotypic and histological evolution of lung cancers acquiring resistance to EGFR inhibitors. Sci Transl Med. 2011 Mar 23; 3 (75); 75ra26.

[41] Yu HA, Arcila ME, Rekhtman N, et al. Analysis of tumor specimens at the time of acquired resistance to EGFR-TKI therapy in 155 patients with EGFR-mutant lung cancers. Clin Cancer Res. 2013 Apr 15; 19 (8); 2240-7.

[42] Piotrowska Z, Niederst MJ, Karlovich CA, et al. Heterogeneity Underlies the Emergence of EGFRT790 Wild-Type Clones Following Treatment of T790M-Positive Cancers with a Third-Generation EGFR Inhibitor. Cancer Discov. 2015 Jul; 5 (7); 713-22.

[43] Lee JK, Lee J, Kim S, et al. Clonal History and Genetic Predictors of Transformation Into Small-Cell Carcinomas From Lung Adenocarcinomas. J Clin Oncol. 2017 Sep 10; 35 (26); 3065-3074.

[44] Hobeika C, Rached G, Eid R, et al. ALK-rearranged adenocarcinoma transformed to small-cell lung cancer; a new entity with specific prognosis and treatment? Per Med. 2018 Mar; 15 (2); 111-115.

[45] Sehgal K, Varkaris A, Viray H, et al. Small cell transformation of non-small cell lung cancer on immune checkpoint inhibitors; uncommon or under-recognized? J Immunother Cancer. 2020 Jun; 8 (1); e000697.

[46] Wang W, Xu C, Chen H, et al. Genomic alterations and clinical outcomes in patients with lung adenocarcinoma with transformation to small cell lung cancer after treatment with EGFR tyrosine kinase inhibitors; A multicenter retrospective study. Lung Cancer. 2021 May; 155; 20-27.

[47] [40]. Pignataro D, Bertaglia V, Bironzo P, et al. Oligoprogres-

sive Disease With SCLC Transformation in EGFR-Mutated NSCLC; How Biology Knowledge Can Change the Game Rules. J Thorac Oncol. 2020 Oct; 15 (10); e170-e172.

[48] [41].C. Zhang, S. Zhang, Y. Yao, Y, et al, MA12.08 Chemotherapy plus EGFR TKIs or Bevacizumab versus Chemotherapy Alone in SCLC-Transformed EGFR-Mutant Lung Adenocarcinoma. JANUARY 31, 2021 - 16; 45-17; 45l VOLUME 16, ISSUE 3, SUPPLEMENT, S178-S179, MARCH 01, 2021

[49] [1].Yu JB, Decker RH, Detterbeck FC, et al. Surveillance epidemiology and end results evaluation of the role of surgery for stage I small cell lung cancer. J Thorac Oncol. 2010 Feb; 5 (2); 215-9..

[50] [2]. Schreiber D, Rineer J, Weedon J, et al. Survival outcomes with the use of surgery in limited-stage small cell lung cancer; should its role be re-evaluated? Cancer. 2010 Mar 1; 116 (5); 1350-7.

[51] Yang CF, Chan DY, Speicher PJ, et al. Role of Adjuvant Therapy in a Population-Based Cohort of Patients With Early-Stage Small-Cell Lung Cancer[J]. J Clin Onclo, 2016, 34 (10); 1057-1064.

[52] Wakeam E, Giuliani M, Leighl NB, Finlayson SRG, Varghese TK, Darling GE. Indications for Adjuvant Mediastinal Radiotherapy in Surgically Resected Small Cell Lung Cancer[J]. Ann Thorac Surg, 2017, 103; 1647-1653.

[53] 刘维帅, 赵路军, 张宝忠, 等.术后放疗在T1-2N0M0期SCLC治疗中的意义[J]. 中华放射肿瘤学杂志, 2015, 24 (5); 484-487.

[54] Kelsey CR, Light KL, Marks LB. Patterns of failure after resection of non-small-cell lung cancer; implications for postoperative radiation therapy volumes[J]. Int J Radiat Oncol Biol

Phys，2006，65；1097-1105.

[55] Feng W，Fu XL，Cai XW，Yang HJ，Wu KL，Fan M，Xiang JQ，Zhang YW，Chen HQ. Patterns of local-regional failure in completely resected stage IIIA（N2）non-small cell lung cancer cases；implications for postoperative radiation therapy clinical target volume design[J]. Int J Radiat Oncol Biol Phys，2014，88；1100-1107.

[56] Kepka L，Bujko K，Bujko M，Matecka-Nowak M，Salata A，Janowski H，Rogowska D，Cieślak-Zerańska E，Komosińska K，Zawadzka A. Target volume for postoperative radiotherapy in non-small cell lung cancer；results from a prospective trial [J]. Radiother Oncol，2013，108；61-65.

[57] An international randomized trial，comparing post-operative conformal radiotherapy（PORT）to no PORT，in patients with completely resected non-small cell lung cancer（NSCLC）and mediastinal N2 involvement；Primary end-point analysis of LungART（IFCT-0503，UK NCRI，SAKK）NCT00410683.

[58] Verma V，Hasan S，Wegner RE，Abel S，Colonias A. Stereo-tactic ablative radiation therapy versus conventionally fractionat-ed radiation therapy for stage I small cell lung cancer[J]. Radio-ther Oncol，2019，131；145-149.

[59] Verma V，Simone CB 2nd，Allen PK，Gajjar SR，Shah C，Zhen W，Harkenrider MM，Hallemeier CL，Jabbour SK，Matthiesen CL，Braunstein SE，Lee P，Dilling TJ，Allen BG，Nichols EM，Attia A，Zeng J，Biswas T，Paximadis P，Wang F，Walker JM，Stahl JM，Daly ME，Decker RH，Hales RK，Willers H，Videtic GM，Mehta MP，Lin SH. Multi-Institutional Experience of Stereotactic Ablative Radia-tion Therapy for Stage I Small Cell Lung Cancer[J]. Int J Radiat Oncol Biol Phys，2017，97；362-371.

[60] Kies MS，Mira JG，Crowley JJ，et al. Multimodal therapy for

肺癌

参考文献

limited small-cell lung cancer; a randomized study of induction combination chemotherapy with or without thoracic radiation in complete responders; and with wide-field versus reduced-fielld tadiation in partial responders; a Southwest Oncology Group Study[J]. J Clin Oncol, 1987, 5 (4), ; 592-600.

[61] Faivre-Finn C, Snee M, Ashcroft L, et al. Concurrent once-daily versus twice-daily chemoradiotherapy in patients with limited-stage small-cell lung cancer (CONVERT); an open-label, phase 3, randomised, superiority trial[J]. Lancet Oncol, 2017, 18 (8); 1116-1125.

[62] Hu X, Bao Y, Xu YJ, et al. Final report of a prospective randomized study on thoracic radiotherapy target volume for limited-stage small cell lung cancer with radiation dosimetric analyses[J]. Cancer, 2020, 126 (4); 840-849.

[63] Turrisi AT, 3rd, Kim K, Blum R, et al. Twice-daily compared with once-daily thoracic radiotherapy in limited small-cell lung cancer treated concurrently with cisplatin and etoposide[J]. N Engl J Med, 1999, 340 (4); 265-271.

[64] Halvorsen TO, Valan CD, Slaaen M, Grønberg BH. Associations between muscle measures, survival, and toxicity in patients with limited stage small cell lung cancer[J]. J Cachexia Sarcopenia Muscle. 2020; 11 (5); 1283-1290.

[65] Patel S, Macdonald O K, Suntharalingam M. Evaluations of the use of prophylactic cranial irradiation in small cell lung cancer[J]. Cancer, 2009, 115 (4), ; 842-850.

[66] Le Pechoux C, Laplanche A, Faivre-Finn C, et al. Clinical neurological outcome and quality of life among patients with limited small-cell lung cancer treated with two different dose of prophylactic cranial irradiation in the intergroup phase III tral (PCI199-01, EORTC 2200308004, RTOG 0212 and IFCT

99-01) [J]. Ann Oncol, 2011, 22 (5): 1154-1163.

[67] Jeremic B, Shibamoto Y, Nikolic N, et al. Role of radiation therapy in the combined-modality treatment of patients with extensive disease small-cell lung cancer: A randomized study [J]. J Clin Oncol, 1999, 17 (7): 2092-2099.

[68] Slotman BJ, van Tinteren H, Praag JO, et al. Use of thoracic radiotherapy for extensive stage small – cell lung cancer: a phase 3 randomised controlled trial[J]. Lancet, 2015, 238 (9962): 36-42.

[69] Slotman B, Faivre-Finn C, Kramer G, et al. Prophylactic cranial irradiation in extensive small-cell lung cancer[J]. N Engl J Med, 2007, 357 (7): 664-672.

[70] Takahashi T, Yamanaka T, Seto T, et al. Prophylactic cranial irradiation versus observation in patients with extensive-disease small-cell lung cancer: a multicentre, randomised, open-label, phase 3 trial[J]. Lancet Oncol, 2017, 18 (5): 663-671.

[71] Drodge CS, Ghosh S, Fairchild A. Thoracic reirradiation for lung cancer: a literature review and practical guide[J]. Ann Palliat Med 2014; 3: 75-91.

[72] Käsmann L, Janssen S, Baschnagel AM, Kruser TJ, Harada H, Aktan M, Rades D. Prognostic factors and outcome of reirradiation for locally recurrent small cell lung cancer-a multicenter study[J]. Transl Lung Cancer Res 2020; 9: 232-238.

[73] Liang JA, Tu CY, Hsia TC, Fang HY, Li CC, Chien CR. Effectiveness of image-guided radiotherapy for locally advanced lung cancer patients treated with definitive concurrent chemoradiotherapy[J]. Thorac Cancer 2020; 11: 2639-2649.

[74] Khirvani SM, Juloori A, Allen PK, Komaki R, Liao Z, Gomez D, O'Reilly M, Welsh J, Papadimitrakopoulou V, Cox JD, Chang JY. Comparison of 2 common radiation therapy tech-

niques for definitive treatment of small cell lung cancer[J]. Int J Radiat Oncol Biol Phys 2013；87；139-147.

[75] Li Y，Wang J，Tan L，Hui B，Ma X，Yan Y，Xue C，Shi X，Drokow EK，Ren J. Dosimetric comparison between IMRT and VMAT in irradiation for peripheral and central lung cancer [J]. Oncol Lett 2018；15；3735-3745.

[76] Rwigema JM，Verma V，Lin L，Berman AT，Levin WP，Evans TL，Aggarwal C，Rengan R，Langer C，Cohen RB，Simone CB 2nd. Prospective study of proton-beam radiation therapy for limited-stage small cell lung cancer. Cancer 2017；123；4244-4251.

[77] SUGIYAMA T，HIROSE T，HOSAKA T，et al. Effectiveness of intensive follow-up after response in patients with small cell lung cancer [J]. Lung Cancer，2008，59（2）；255-61.

[78] 中国临床肿瘤学会指南工作委员会．小细胞肺癌诊疗指南（2020）[M].北京；人民卫生出版社，2020.

[79] DINGEMANS A C，FRUH M，ARDIZZONI A，et al. Small-cell lung cancer；ESMO Clinical Practice Guidelines for diagnosis，treatment and follow-up（）[J]. Ann Oncol，2021.

[80] NCCN. NCCN Clinical Practice Guidelines in Oncology：Small Cell Lung Cancer，Version 1.2021

[81] 樊代明．整合肿瘤学·临床卷[M].北京：科学出版社，2021.

[82] 樊代明.整合肿瘤学·基础卷[M].西安：世界图书出版西安有限公司，2021.